看護師のしごととくらしを
豊かにする
5

看護師のための
論語

成長し続ける力が身につく孔子の教え

監修
佐久 協

JMP
日本医療企画

序――『論語』は看護師人生のガイドブック

小人《しょうじん》と君子《くんし》

一人の人間として、また、看護師という職業人として、多くの人がより高い見識、モラル、人間力などを身につけたいと思っていることでしょう。孔子は、そうした体現者を「君子」と呼んでいます。できれば「君子」になりたいものですが、それは容易なことではありません。

「勉強する予定をたてていたのに、飲みに誘われて、ついふらふらと行ってしまった」「自分より先にリーダーになった同僚をやっかんでしまった」「さりげなく面倒な患者の担当を他の人に押しつけた」……。理想とかけ離れた行動をしている自分に気づき、がっかりした経験は、誰にでもあるでしょう。孔子は、こういうことを繰り返す人間を小人と呼んでいるのです。

小人から君子に成長するためのガイドブック、それが『論語』なのです。『論語』には、孔子や、その弟子たち、また出会った様々な人たちの考え方、行動、顛末などが凝縮して描かれています。人生の事例集といえるかもしれません。「小人」と「君子」についての対比話もたくさんあります。そのうちのいくつかを見てみましょう。

「君子《くんし》は諸《こ》れを己《おの》れに求む。小人《しょうじん》は諸れを人に求む」（衛霊公第十五の二十一）

君子はなにかあれば、まず、自分に原因があると考えますが、小人は、まず人のせいだと考えます。

「君子は上達《じょうたつ》す。小人は下達《かたつ》す」（憲問十四の二十四）

君子は高尚なことに詳しくなっていきますが、小人は瑣末《さまつ》な知識ばかりためこみます。

「君子は泰《ゆたか》にして驕《おご》らず、小人は驕《おご》りて泰《ゆたか》ならず」（子路第十三の二十六）

君子は自分に自信があるのでゆったりしていますが、小人は自分に自信がないので、おどおどしているのがばれないように虚勢をはります。

「君子は義《ぎ》に喩《さと》り、小人は利《り》に喩《さと》る」（里仁第四の十六）

君子は物事が正しいかどうかという観点で見ますが、小人は自分の利益になるかという観点で見ます。

「君子は周《しゅう》して比《ひ》せず、小人は比して周せず」（為政第二の十四）

君子は、すべての人と仲良くするし、上司になれば、すべての部下を公平に扱います。しかし小人は、好き嫌いや損得勘定でつきあう相手を決めるし、上司になれば平気でえこひいきをします。

まるで自分のことをいわれているようで耳が痛いと感じた人も、「自分は、どうせ小人だ」とあきらめる必要はありません。孔子の根底に流れているのは、こんな発想だからです。

「子曰《しいわ》く、性相近《せいあいちか》し。習《なら》えば相遠《あいとお》し」（陽貨第十七の二）

もともとは、みんなの能力は同じ。差がつくのは、その後の学習だというのです。

努力すれば、誰でも君子になれる

考えてみれば、子供の頃は誰でも小人。おやつを独り占めしようとしたり、気に入らない子を仲間はずれにしたり、ハンカチを忘れたくらいで一日中クヨクヨしたり……。近視眼的で、自分のことしか考えない見事な小人ぶりです。しかし、教育を受けたり学習していくことで、次第にモラルや見識を備えていくわけです。

孔子は、努力を続けていけば、誰でも君子になれると考えていました。だから、学力も貴賤貧富も関係なく、希望した人は誰でも弟子にしたのです。その結果、弟子の数は三〇〇〇人にも達したといいます。
当然、その大半が小人でしょう。いいかえれば、だからこそ、孔子のもとで勉強しているわけです。『論語』の中には、そうした弟子たちの奮闘ぶりや失敗談もちりばめられています。

ところで、看護師という職業は、ある意味、非常に特殊です。「君子に違いない」あるいは、「君子であるべき」と世間から強く期待されるからです。もちろん、孔子の弟子たちと同様、そう簡単に君子になれるはずはありません。大抵の人は、ある部分は君子的、別の部分は小人的といったまだら模様でしょう。
孔子の弟子たちは、「この孔子の言葉は実行できた」「これを実行するのは難しい」といった具合に、ひとつひとつ課題（＝孔子の言葉）をこなしながら、君子を目指しました。

本書は、こうした孔子の弟子たちの勉強法を踏襲しています。たくさんの「小人的な心」を、しいて言えばオセロゲームのように、ひとつずつ「君子的な心」

にひっくりかえしていくのです。次第に「君子的な心」の割合が増え、ある日、突然、君子一色に変わる日が、きっと来るはずです。

目次

第2章 看護師としての技術を磨く

第3章 病院内の人間関係

第6章 辞めたくなった時

第1章

なぜ、学びが必要なのか

1 「学ぶこと」によって視野が広がり、視野が広がれば仕事の楽しさも広がる

医療の知識は日進月歩。数年前の知識はあっという間に通用しなくなります。推奨されていた看護の手法が、数年後にはしてはいけない看護に変わるといったことも珍しくありません。看護師不足で忙しい業務の合間を縫って、最新の看護の知識を仕入れるだけで精一杯というのが実情かもしれません。

「これ以上、まだ勉強しなくてはならないの？」と学ぶことが苦痛になることもあるかもしれません。しかし、孔子は学ぶことがいかに楽しいかということを弟子たちに伝えています。まずは、孔子の言葉に耳を傾けてみましょう。

子曰《しいわ》く、学《まな》びて時《とき》にこれを習《なら》う、亦《ま》たよろこばしからず

や。朋《とも》、遠方《えんぽう》より来《き》たるあり、亦た楽《たの》しからずや。人知《ひとし》らずして慍《うら》みず、亦た君子《くんし》ならずや。

子曰、學而時習之、不亦説乎。有朋自遠方來、不亦樂乎。人不知而不慍、不亦君子乎。

（学而第一の一）

ここに挙げたのは、二十篇に及ぶ『論語』の一番最初をかざっている言葉です。いうまでもなく、論語は孔子の弟子たちが編集した書物。この言葉をトップに選んだのは、孔子の精神をもっとも象徴的に伝えていると判断したからでしょう。「学《まな》びて時《とき》にこれを習《なら》う、亦《ま》たよろこばしからずや」。これは、「学んだら終わり」なのではなく、学んだことを復習したり、実際に応用してみることによって、机上の知識が生きた知識になって楽しいという意味です。

もちろん、看護師のみなさんは、誰でも、机上の知識が生きた知識に変化する瞬間を体験済みでしょう。教科書を読むだけでは十分に理解できなかったことが、実践することで分かった、あるいは教科書ではよく理解できたのに、現実の世界に当てはめるのは難しかったといったこともあるでしょう。孔子が面白いといっているのは、そのような一種の発見を伴うような勉強のことで、今すぐ役立つハウトゥではありません。

「朋《とも》、遠方《えんぽう》より来《き》たるあり、亦《ま》た楽《たの》しからずや」は、従来は遠くの友人が遊びにくるとうれしいと解釈されていましたが、交通機関や通信手段が発達した現在は、「同じような知識や志をもった友人と話すことは楽しい」とか、「違う知識を持った友人と話すのは楽しい」とか、様々な解釈ができます。

たとえば、仕事の悩みや将来の夢は医療関係者と話すことが一番理解しあえるでしょう。一方、人間の生き死になど、看護師の仕事が直面する哲学的な問題は、宗教家や文学者、心理学者といった医療とは違う知識を持った人と話すほうが、逆に理解しあえるのかもしれません。いずれにしても、このように、人と話して刺激を受けることは楽しいことです。自分が多くのことを学べば学ぶほど、人との話の内容は深くなり、語らいは、より楽しくなるわけです。

ところで、学ぶことによって、知識が増えたり、見識が高まれば、人に評価されたくなるものです。しかし、見識が高すぎると、逆に理解されないということは、よくある話です。それで学ぶことをやめてしまっては、本末転倒。最後の「人《ひと》知《し》らずして慍《うら》みず、亦た君子《くんし》ならずや」は、評価されなかったり、理解してくれる友人が現れなくても気にするなという意味です。孔子自身も、その実力はなかなか認められませんでしたが、それで悲観し諦めたりするのではなく、学び続け、二五〇〇年後の私たちに感銘を与える言葉を残したのです。仮に人のために学んでいれば、人並みの発想しか出てこなかったかもしれません。いずれにしても、勉強は人のためにするわけではなく、自分のためにすること。まずは、そこを意識することが大切でしょう。

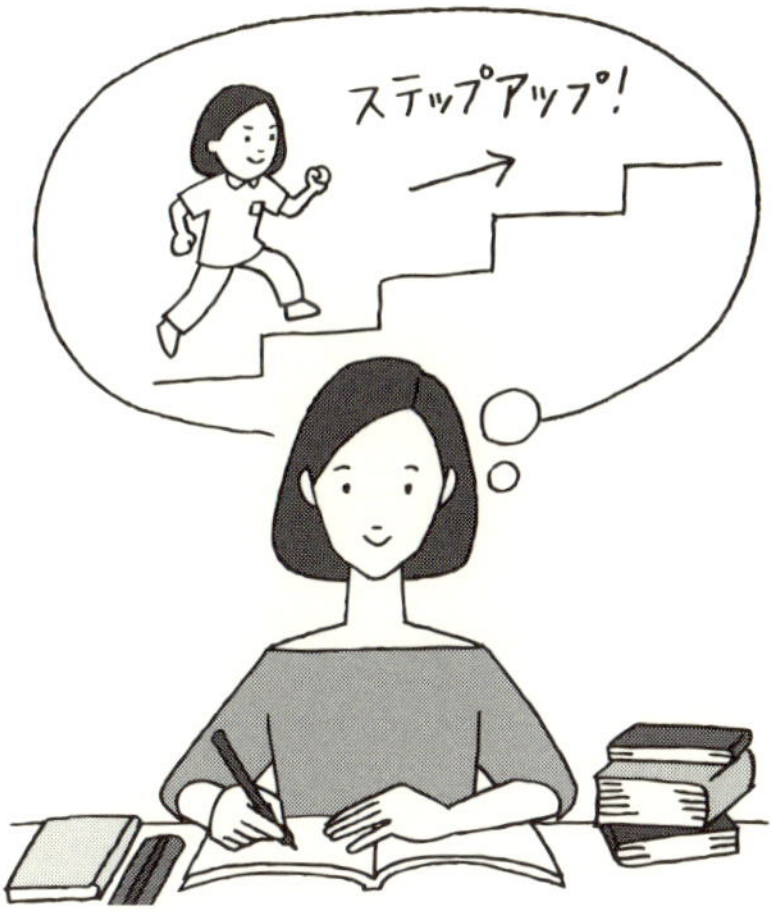

2 学んでいけば、人はいくつになっても成長できる

子曰く、吾《わ》れ十有五《じゅうゆうご》にして学《がく》に志《こころざ》す。三十《さんじゅう》にして立《た》つ。四十《よんじゅう》にして惑《まど》わず。五十《ごじゅう》にして天命《てんめい》を知《し》る。六十《ろくじゅう》にして耳《みみ》順《したが》う。七十《しちじゅう》にして心《こころ》の欲《ほっ》する所《ところ》に従《したが》って、矩《のり》を踰《こ》えず。

子曰、吾十有五而志于學。三十而立。四十而不惑。五十而知天命。六十而耳順。七十而従心所欲、不踰矩。

（為政第二の四）

これは、孔子が自分の生涯について述べた言葉です。孔子は十五歳で学問を志

し、三十歳で一人前になり、四十歳になるとものごとに迷わなくなり、五十歳になると自分がやるべき使命が分かり、六十歳になると、人の言葉を素直に聞けるようになり、七十歳になると、思うように行動しても、道をはずれることがなくなったという意味です。

この言葉をきっかけに、十五歳を「志学《しがく》」、三十歳を「而立《じりつ》」、四十歳を「不惑《ふわく》」、五十歳を「知名《ちめい》」、六十歳を「耳順《じじゅん》」、七十歳を「従心《じゅうしん》」と呼ぶようになりました。

なかでも、よく使われるのは「不惑」でしょう。テレビや小説でも、人生に悩む中年男性が「不惑になったけど……」などとつぶやく場面があります。「孔子は、四十歳で迷いがなくなったけど、自分はまだ迷うことが多い……」。こんな意味で、使われているのですが、千年にひとりともいわれるという努力家の孔子と自分を比べるのは、少しおこがましいかもしれません。

そうではなく、学びの伸びしろに着目すべきでしょう。寝る間も惜しみ、学び続ける孔子ですら、一人前になった三十歳を過ぎても、どんどん成長していったのです。そこまでの努力をしてこなかった私たちの伸びしろは、まだまだたっぷりあるはずです。もちろん、凡人が「従心」の域まで達するのは難しいかもしれませんが、たとえば七十歳で「不惑」達成は可能だと信じたいものです。

いつから学びはじめても遅いということはありません。学んだ分だけ成長できることだけは確実です。

それでは、いったい何を学べばいいのでしょうか。孔子を例に考えてみましょう。孔子は、政治の専門家でした。君主に政治のアドバイスをしたり、公務員志望の若者たちに政治を教えたりすることが仕事です。

三十歳で「而立《じりつ》」しているので、ガムシャラに専門知識を吸収したのは、せいぜい三十歳までの期間がそれにあたります。看護師でいえば、看護学校時代から新人ナース時代の勉強の期間がそれにあたります。この本を読んでいるみなさんは、すでに「而立」し、「不惑」に向かって苦悩している時期ではないでしょうか。

専門知識のアップデートは必要ですが、それを極めても迷いはなくならないでしょう。孔子は、歴史上の支配者、仕事のモチベーション、親孝行、モラルなど、様々な観点から人間社会についての考察を深め、それを政治という専門知識の上に積み重ねていきました。非常に大きな視点で眺めれば、「政治」をはじめ、どんなことも小さな部分に見えるのでしょう。だから迷いから脱出できたのかもしれません。

同様に、看護の仕事を取り囲む様々な分野、たとえば医学や薬学といった隣接した分野からの視点、「人間の幸せとは何か」といった視点、未来の看護など、様々な視点を獲得できれば、看護の仕事での迷いは消えるかもしれません。迷いが消えたら、「知命」や「耳順」を目指したいものです。

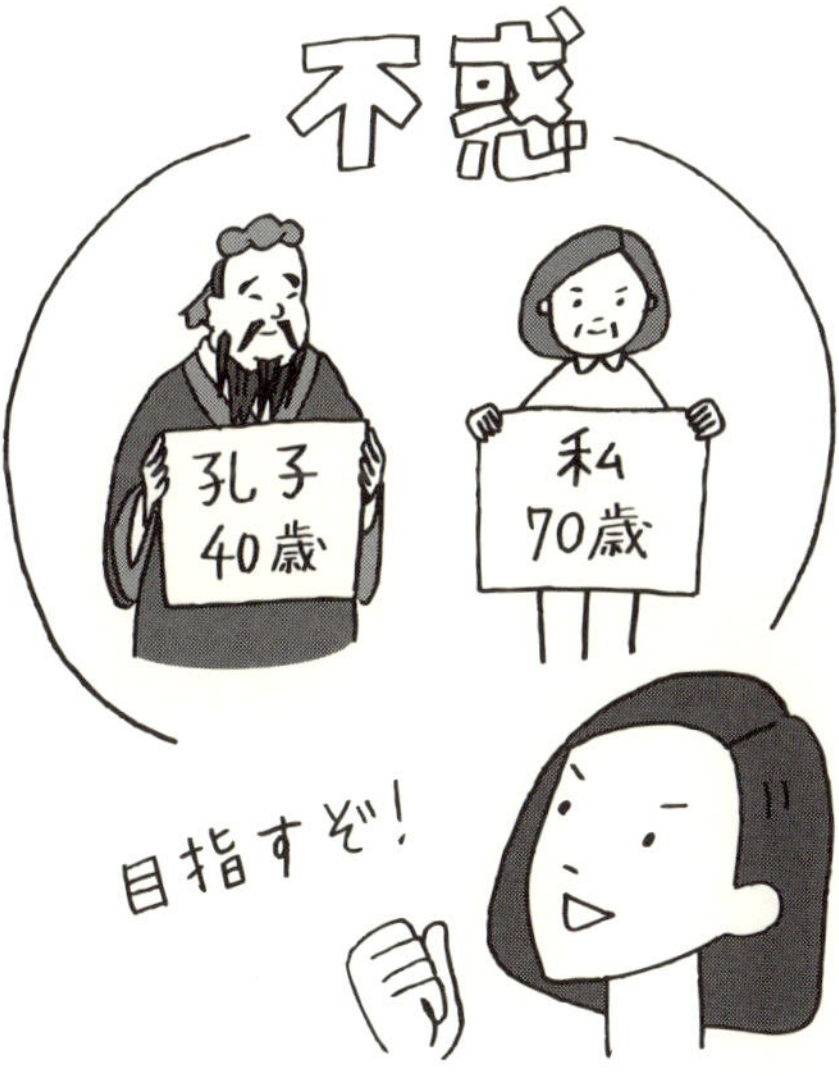

3 学んだ知識を身につけるためのポイント

受験や資格のために勉強したことは、ダイレクトに試験の点数に反映されます。しかし、たとえば、よりよい看護を目指すために「人間力を鍛えたい」「介護なども知りたい」といった場合は、どのように勉強すればよいのでしょうか。

子、四《し》を以《もっ》て教《おし》う。文《ぶん》、行《こう》、忠《ちゅう》、信《しん》。

子以四教。文行忠信。

（述而第七の二十四）

孔子は、弟子たちに対して、「文、行、忠、信」を教えたといいます。「文」は本を読んだり、教室に通ったりして習った知識。いわゆる座学です。座学の知識は非常に重要ですが、それだけでは、役に立ちません。

そこで「行」なのです。これは、実行することです。実行してみることで、「文」が生きた知識に変わります。実行する場がなければ、話をしてみるだけでもよいでしょう。たとえば医学について勉強したなら、そのことについて医師と話してみる。患者の心理について書かれた本を読んだなら、親しい患者と雑談ついでに「こんなふうに考える？」と聞いてみるだけでも構いません。とにかく得た知識を使って何かやってみることが重要なのです。

「忠」は、真心をつくすこと。相手のことを真剣に考えて、実行すべきだと思う時には、「文」と「行」で蓄えた力を使って全力でフォローすべきだといっています。

「信」は、周囲からの信頼を得ること。それがなければ、誰も協力を頼んできません。

このような、「文」「行」「忠」「信」のサイクルの繰り返しによって、机上の知識は生きた知識に変わり、それが現場で鍛えられ、周囲からの信頼が高まり、また、新たな勉強にチャレンジするといった循環が始まり、看護師として、また人間としてレベルアップしていくのです。

その他、孔子は、こんな言葉を残しています。

子曰く、学《まな》んで思《おも》わざれば則《すなわ》ち罔《くら》し。思うて学ばざれば則ち殆《あや》し。

子曰、學而不思則罔、思而不學則殆。

（為政第二の十五）

本や授業で習うだけで、深く考えなければ、知識は役立たない。でも、知識がないのに、自分なりに考えて行動するのは、もっと危険だという意味です。

つまり、勉強しないのは論外ですが、せっかく得た知識は無批判に受け入れるのではなく、自分なりに、どうしてそうなのか、確かにそうだと納得してから受け入れろといっているわけです。その上での「行」「忠」「信」なのです。

このほかにも、孔子は学び方について、様々な言葉を残しています。いいかえれば、それほど机上の知識を自分のものにすることは難しいのでしょう。

もっとも、看護師のみなさんは、すでに看護学校で習った知識を、現場で応用できる自分の知識に転換した経験を持っています。どうしたら、それをスムーズにできたのか、もう一度思い出してみましょう。そうすれば未知のジャンルの知識でも、スムーズに看護に活かせるようになるはずです。

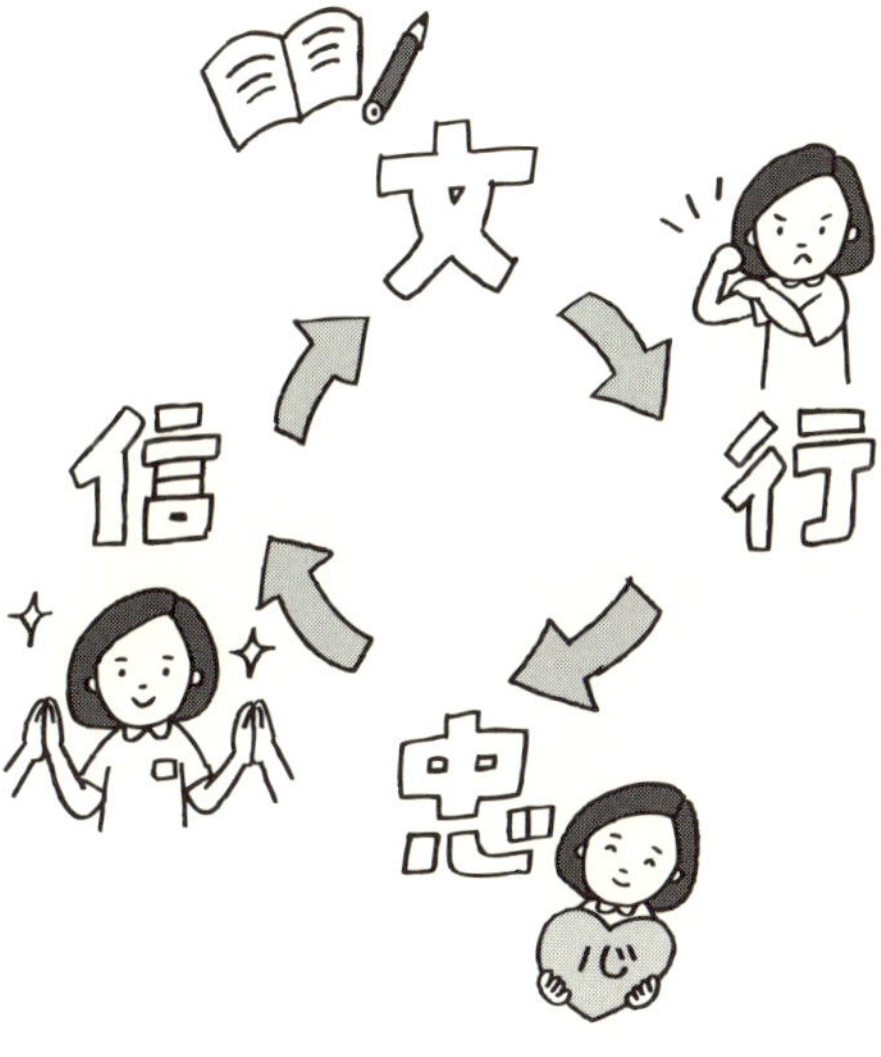

4 すでに天命を自覚していることの意義

みなさんが、看護師を目指されたのは、いつからでしょうか。子供の頃という人もいれば、自分の進路を考え始めた高校生の頃という人、あるいは、いったん社会に出てからという人もいるかもしれません。

いずれにしても、看護師は自分の天職であり、一人でも多くの患者さんに元気になってもらうために役立ちたいという思いを持っていることでしょう。

一般のサラリーマンや事務職ではそうした自覚がなかなか持ちにくいものですが、早いうちから、自分の使命や社会での存在価値、いいかえれば「天命」を自覚できたことは、非常に幸せなことです。天命を自覚すれば、それを実現するために生きるという新たな人生に挑戦できるからです。

子曰く、命《めい》を知《し》らざれば、以《もっ》て君子《くんし》たること無《な》きなり。礼《れい》を知《し》らざれば、以て立《た》つこと無きなり。言《げん》を知らざれば、以て人《ひと》を知ることなきなり。

孔子曰、不知命、無以爲君子也。不知禮、無以立也。不知言、無以知人也。

（堯曰第二十の五）

「命《めい》を知《し》らざれば、以《もっ》て君子《くんし》たること無《な》きなり」。孔子は、天命を自覚できなければ優れた人物になれないといっています。

「天命」を自覚すれば、同時にそこまでの道のりの長さも理解できます。自分は、まだ、なにもできないちっぽけな存在だと悟り、自然と謙虚になるものです。

謙虚になれば、他人に対して敬意を払うようになり、礼儀正しくなるものです。

また、他人の意見を尊重するようになり、人の言葉にも耳を傾けるようになります。結果として、多様なものの考え方ができるようになり、深みのある人間に成長し、天命の実現へと近づくわけです。

もっとも、看護師になることで、世の中の役に立ちたいというところまでは分かったけれども、「どんな看護師になりたいのか」「どう患者さんを支えたいのか」「そもそも向いているのか」といった新たな迷いが出てきた人も少なくないでしょう。

そうした悩みが出るのは当然です。だからこそ、解決策を見つけるために、いろいろな情報を入手し、いろいろな人から学ぼうとするわけです。謙虚な心がなければ、他人から学ぶことはできません。逆にいえば、人から学ぼうとすると謙虚になるのです。

「看護師」という道を歩き始めて、様々な悩みが出てきたということは、着実に「命《めい》を知《し》らざれば、以《もっ》て君子《くんし》たること無《な》きなり……」の言葉通りの道を歩き始めていると考えてよいでしょう。悩めば悩むほど、思慮深くなり、目指す看護師に近づけることだけは間違いありません。

ところで、1章の2でも紹介しましたが、孔子自身も『五十にして天命を知る』

といっているように、振り返って天命が何かを確信できたのは五十歳。みなさんが、「これが天命かなぁ？」と今ひとつ自信を持てないのは当たり前です。

ここで紹介した「子曰く、命を知らざれば……」は、『論語』二十篇の一番最後の言葉です。これを胸に学び続け、五十歳、あるいは六十歳までに答えを出せばよいという長期的なスパンで、取り組んでみてはいかがでしょうか。

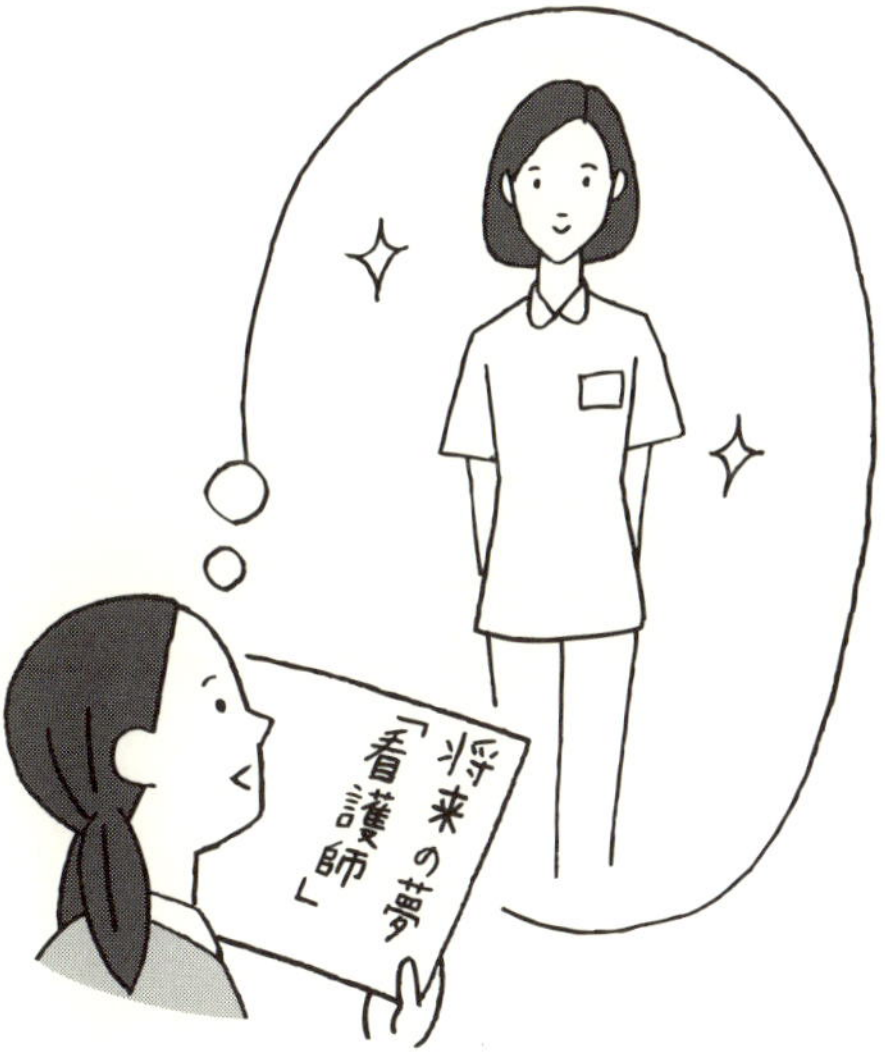

コラム

孔子は政治家から転身した教育者

孔子とは、そもそもどんな人だったのでしょうか。

2,500年も前の話なので、諸説いろいろありますが、はっきりしているのは春秋時代の『魯《ろ》国』に生まれたこと。一般には、紀元前552年、もしくは551年に生まれ、紀元前479年に亡くなったといわれています。この頃の日本はちょうど弥生時代。本格的なコメ作り、水稲農耕が始まりました。

孔子の両親については、「父親が優れた武人であった」という文献もあれば、「孤児であった」という説もあります。恐らく、名だたる家系の生まれではありませんでしたが、孔子が高名になったため、後世の人が、その地位にふさわしい生まれ育ちにつくりかえたのでしょう。

孔子が「仁」（いつくしみや思いやり）について勉強したのは政治家になるためでした。自分が政治家になることで、理想の社会をつくりたいと考えたのです。五十代の時には、ついに魯国の司法大臣にまで上り詰めましたが、残念ながら失脚。しばらくは亡命生活を余儀なくされたといいます。

この失脚により、政治家への道は閉ざされました。そこで頭を切り替えたのです。自分で世の中を変えるのではなく、人を教育することによって世の中を変えようと。こうして、教育者孔子が誕生したのです。

第2章

看護師としての技術を磨く

1

どんなことをするにも、まず基礎固めが大切。近道はない

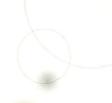

「習った通りにやっても、なかなかうまくいかない」「勉強しても、すぐ忘れる」「新しい機器の操作をなかなか覚えられない」……。

こんな時は、誰でも、「すぐにマスターできる便利な方法はないかな?」と探したくなるでしょう。分厚い本を読まなくてはいけない時には、つい「早わかり」の本に手を出したくなります。とくに違う診療科への異動が決まった時や違う病院に転職した時など、膨大な新知識を仕入れる必要がある時はそうでしょう。

子曰く、異端《いたん》を攻《おさ》むるは斯《こ》れ害《がい》あるのみ。

子曰、攻乎異端、斯害也已。

（為政第二の十六）

孔子が生きた二五〇〇年前の時代でも、同様に、多くの人が近道を探しました。よほど、そうした傾向が強かったのでしょうか。「異端《いたん》を攻《おさ》むるは斯《こ》れ害《がい》あるのみ」。「異端」を勉強することは、「害」でしかないとまでいっています。ちなみに「異端」とは、「正統」ではないという意味です。

それでは、なぜ、「異端」を勉強することは「害」なのでしょうか。よく考えれば、次々に新しい考えを打ち出す孔子自身は一種の異端児。その彼が異端を害だというのは不思議な気もします。実は、孔子が問題視したのは、「正統」をまともに勉強せずに、「異端」だけ勉強することでした。

現代でいえば、比較的わかりやすいのはサプリメントかもしれません。「これを飲めば膝の痛みがとれる」「これを飲めば肌がプルプルになる」……。健康食品会社や化粧品会社の説明をうのみにする患者さんを見たことがある人は多いのではないでしょうか。彼ら、あるいは彼女たちが知った健康についての知識が一種の異端にあたるわけです。異端を信じて、薬の服用をやめたりすれば、時には持病を悪化させることもあります。彼らの偏った知識を正そうとしても受け入れられず、苦労した経験がある人は少なくないでしょう。

仮に医療知識、健康に関する知識がある人、つまり「正統」な勉強をしたことがある人であれば、「異端」の理論の中に優れた発想を発見したり、様々な異端の発想を比べたりすることもできます。しかし、最初から異端の理論だけを習った人は、それしか知らないので、判断基準がありません。だから、異端から入るのは問題だというわけです。

もちろん、正統な勉強は大変な労力と時間がかかります。孔

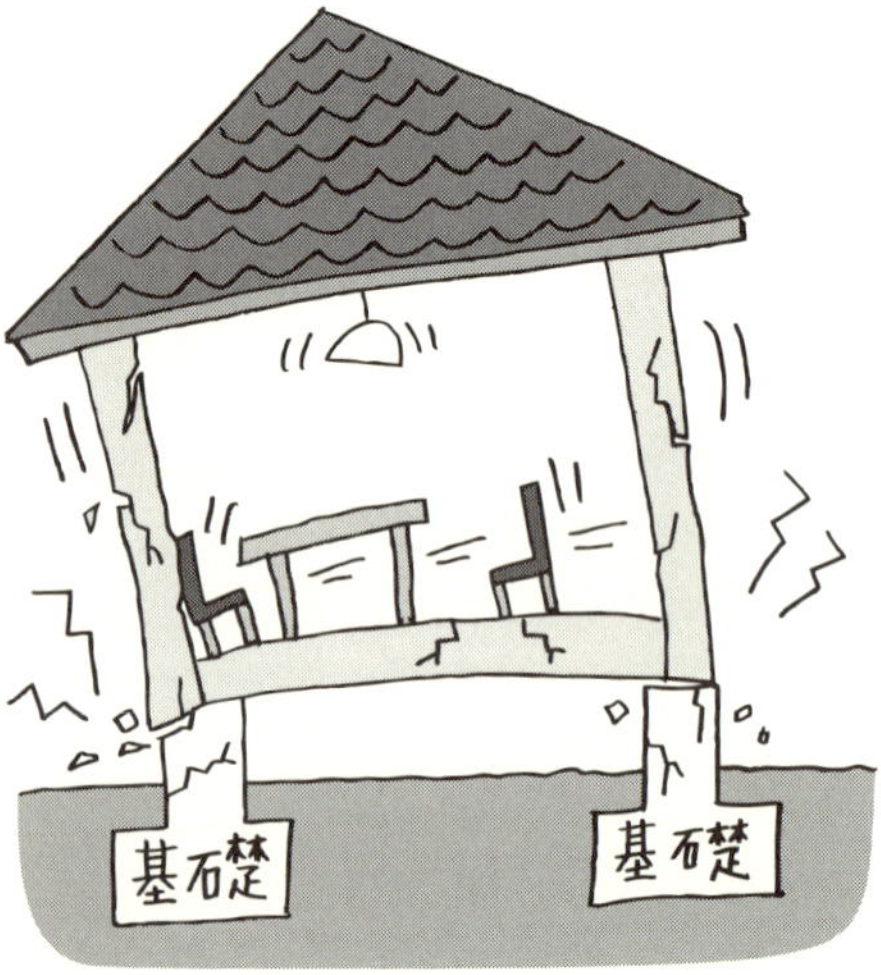

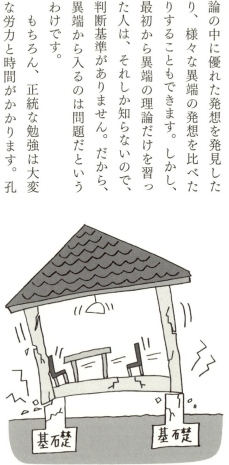

子も、勉強の大切さを以下のように述べています。

「子曰く、学《がく》は及《およ》ばざるが如《ごと》くするも、猶《な》おこれを失《うしな》わんことを恐《おそ》る」（泰伯第八の十七）

学問はどんなに勉強しても、終わりはなく、それどころか、新たにやり残したことに気づいてしまうといったことをいっています。つまり勉強に終わりはないのです。

そこまで勉強した人には、異端の発想も、また刺激になるわけです。もちろん、早わかり本など、すべてが悪いといっているわけではありません。たとえば早わかり本を見てざっと勉強してから教科書を見る。サプリメントの説明を見た後、骨や皮膚について勉強する。このように異端を勉強をするきっかけづくりにするなら、孔子も大いに奨励するかもしれません。

2 過去の看護学を知ることで、最先端の看護学の意味を理解できる

子曰く、故《ふる》きを温《あたた》めて新《あたら》しきを知《し》る、以《もっ》て師《し》となるべし

子曰、温故而知新、可以爲師矣。（為政第二の十一）

「故《ふる》きを温《あたた》めて新《あたら》しきを知《し》る」は、昔のことを勉強することで、新しい発想や新しい知識を得られるという意味です。「温故知新」は、この孔子の言葉から生まれています。

「よいアイデアだ！」「こんな難題、解決できない」などと思っても、所詮は人

間が考えることです。過去にさかのぼれば、大抵のことは、誰かがすでに考えついていたり、また体験したりしているものです。人生をかけて考え抜いた大発明のはずが、特許を出願したら、すでに誰かが同じ特許を出していたということですら、よくある話です。

そこで、困った時や重大な決断をする時、あるいは新しいアイデアを出したい時などは、まず、過去を当たってみようというわけです。過去を当たる方法は、書籍や雑誌、インターネットなどのメディア、社内の古い書類、実際に体験した人たちからのヒアリングなどが代表でしょう。また、一口に過去といっても、ついさっきから、数百年前まで様々です。

たとえば、ナースステーション内の情報共有化、新しい機器の導入にまつわる教育、評価方法の変更といった問題は、過去に何度もあったでしょう。その時、どうしたのか、過去の先輩方の行動は、現在でも非常に参考になるはずです。また、正確には過去ではありませんが、他の部門で同じような経験をしたというケースもありますので、事例を探すにあたっては、必ず院内は当たりたいものです。

ところでパソコンやケータイが普及した時代の共有化と、ない時代の共有化は、表面上はまったく違い、共通点を見つけるのはむずかしいかもしれません。だから、「以《もっ》て師《し》となるべし」、すなわち、そんなことができる人は、先生になれるような人だとあるわけです。先生の域に達する必要はありませんが、過去と現在の共通点を見つけるためには、多少は訓練が必要かもしれません。

また、医師の中には、江戸時代までさかのぼって治療方法を勉強する人もいます。レントゲンや超音波、抗生物質などがなかった時代にどうやって診断や治療をしていたのか、そこから現在までの診断方法や治療法の変遷を知ることで、現在の医学が向かっている方向、手薄な方向が分かるので、研究テーマを探す上での様々なヒントが得られ、また、仮に災害などで医療器具や薬が足りない時にも応用がきくといいます。今現在の医療しか知らないことは、ある意味、非常に脆弱だという人もいます。

同様に、看護でも、たとえば、現在、当たり前のように使っているアルコールや体温計などがなかった時代は、いったいどうしていたのかなどをさかのぼってみると、看護に求められていることは何か、など、新たな視点を獲得できるかもしれません。

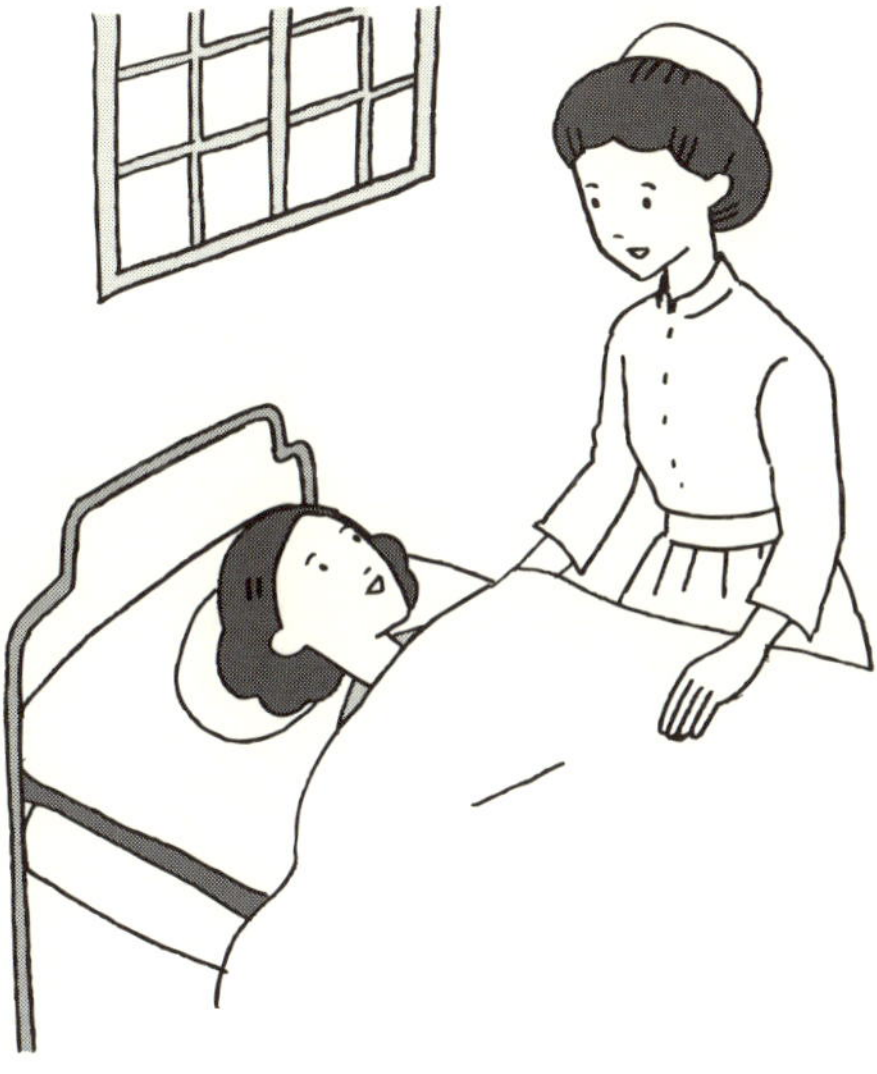

3

振り返りをすることで技術を確実に身につける

曾子《そうし》曰《いわ》く、吾《わ》れ日《ひ》に三《み》たび吾《わ》が身《み》を省《かえりみ》る。人《ひと》の爲《ため》に謀《はか》りて忠《ちゅう》ならざるか、朋友《ほうゆう》と交《まじ》わりて信《しん》ならざるか、習《なら》わざるを伝《つた》うるか。

曾子曰、吾日三省吾身。爲人謀而不忠乎。與朋友交而不信乎。傳不習乎。

（学而第一の四）

これは、孔子の弟子だった曾子の言葉です。「吾《わ》れ日《ひ》に三《み》たび吾《わ》が身《み》を省《かえりみ》る」といっているように、曾子は一日に三つのことについて反省していました。

一つは、人の相談に対して、本当に真心を込めたアドバイスをしたのか。二つ目は、友人とのつき合いは誠実だったのか。三つ目は、あやふやな情報を知ったかぶりをして人に話さなかったか。

これを看護師の仕事にあてはめれば、「患者からの相談に誠実に対応したか」「同僚たちとの仕事の段取りや患者の引き継ぎなど周辺のことも考えながら、自分の仕事を誠実にこなしたか」「患者にも同僚にも、確実な情報だけを的確に伝えたか」といったことになるでしょう。

反省するのは簡単ですが、翌日、同じ反省をしないためには、大変な努力が必要です。誠実に相談にのるとか、知ったかぶりをしないということは、裏を返せば、相談に乗ったり、自信をもって人に語れるだけの知識を仕入れておくことが必要になるからです。

また、看護師の場合は、末期のがん患者からの相談といったむずかしいケースもあります。たとえば朝食のあとのちょっとした雑談の時にぽろっと口をついて出た相談。すべてを正直に話すのが誠実なのか、希望を失わないようにセーブして話すのが誠実なのか、あるいは医師にまかせて何もいわないのが誠実なのか、そもそも患者にとっての誠実とは何かを徹底的に考える必要があります。

一方で、隠す必要もない病状や注意点などについて尋ねられた時に、専門用語を使わずに、患者さんに分かりやすく説明するのは、相当の知識が必要です。分かりやすくしたつもりの「たとえ話」が適切ではなく、患者に誤解を与えたといった失敗もあるかもしれません。

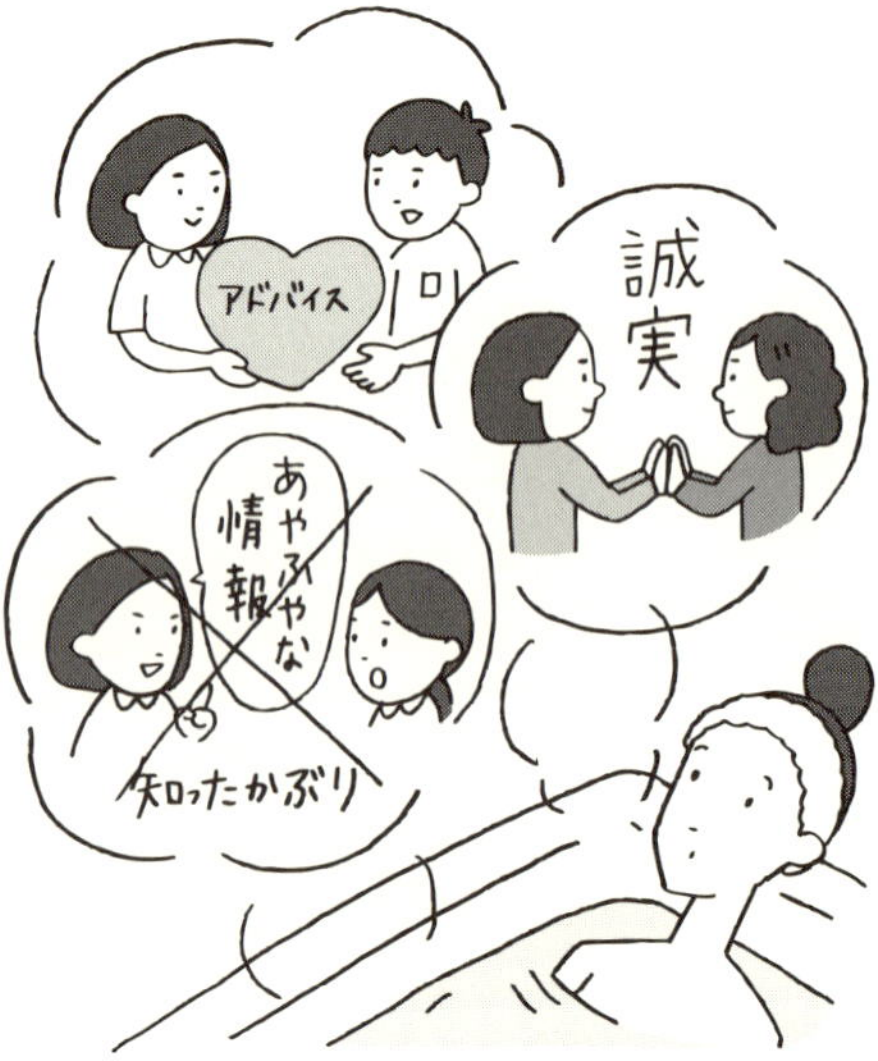

しかし、反省しなければ、そうしたミスともいえないミスを犯したことは気づ

きもしないでしょう。

ところで、『論語』には、「子曰く、過《あやま》ちて改《あらた》めざる、これを過《あやま》ちと謂《い》う」（衛霊公第十五の三十）という言葉があります。

過ちをおかしても、それに気づき、改めようと努力すれば、もう過ちは犯さなくなります。ある意味、ワンランク技術が上がったといえるでしょう。逆に、過ちをおかしたことに対して言い訳をしたり、気づかなかったりすれば、それは本当の過ちになるという意味です。

すぐに改められなくても、まずは、気づくことが大切。できる範囲で、反省は取り入れたいものです。

4 重要なのは看護師の仕事が好きなこと

「手術室の仕事が楽しい」「小児病棟が好き」「患者さんと親しくなれない外来はいや」……。「患者さんの役に立ちたい」と一口にいっても、その役立ち方は様々です。仮に好みに合わない業務に配属されてしまったらどうでしょうか。

たとえば、一人ひとりの患者さんと親身に接したい人にとっては、顔も覚えられないほど大勢の患者がやってくる外来は楽しくないかもしれません、逆に、できるだけいろんな症例を経験して、応用力がある看護師になりたいと考えている人は、入院棟に配属されれば限られた数の患者の症例しか見られないことに不満を感じたり、あるいはディープな人間関係を面倒だと感じるかもしれません。

このように、仕事に好き嫌いの感情をいれることをわがままだととらえる人もいる一方、最近は、「好きを仕事に」といった言葉も盛んに使われるようになりました。

子曰く、これを知《し》るものはこれを好《この》む者《もの》に如《し》かず。これを好む者は、これを楽《たの》しむ者に如かず。

子曰、知之者、不如好之者。好之者、不如樂之者。

（雍也第六の二十）

孔子は、どうやら「好きを仕事に」派のようです。冒頭の言葉の「これを知るものはこれを好む者に如かず」は、「その仕事を知っている人は、その仕事を好んでいる人にかなわない」という意味です。次の「これを好む者は、これを楽しむ者に如かず」は、「その仕事を好きなだけの人は、その仕事を楽しんでいる人にかなわない」という意味です。

仕事を知っている人は、そつなくこなしますが、必要以上に努力しようとはしないでしょう。それに対して、その仕事を好きな人は、好きなことなので、時間があれば、改善点を考えたり、うまくなるための練習をしたりします。「好きこそものの上手なれ」といわれるように、学んでいる時間、考えている時間が、仕事を知ってる人よりも長くなるわけですから、いつかは好きな人が追い越していきます。

さらに、「楽しい」と感じる人は、ある意味、遊びの領域です。楽しければ、どれだけ忙しくても、わざわざ楽しむ時間をつくります。楽しいことだから、すぐ集中できるし、どれだけやっていても苦にはなりません。下手をすれば、二十四時間仕事のことばかり考え、学び、練習しているかもしれません。単に「好き」というレベルでは、「楽しい」と感じる人のレベルにはかなわないわけです。

こう考えれば、入院棟がいい。外来はいやだといった好みの主張は必ずしも悪いことではありません。好きであれば、仕事の上達も早いはずです。

ただし、食わず嫌いということも考えられます。やってみたら気が変わるかもしれません。そう考えれば、せっかくのチャンスをつぶすのももったいないことです。若い時は、つまらなそうだと思っても、やはり経験を積むことを優先すべきでしょうね。やってみて、やはりあわない、面白くないと感じるのであれば、そこではじめてわがままをいってみましょう。ただし、それもせめて「これを知るもの」レベルまでは到達してからのほうがよいでしょう。

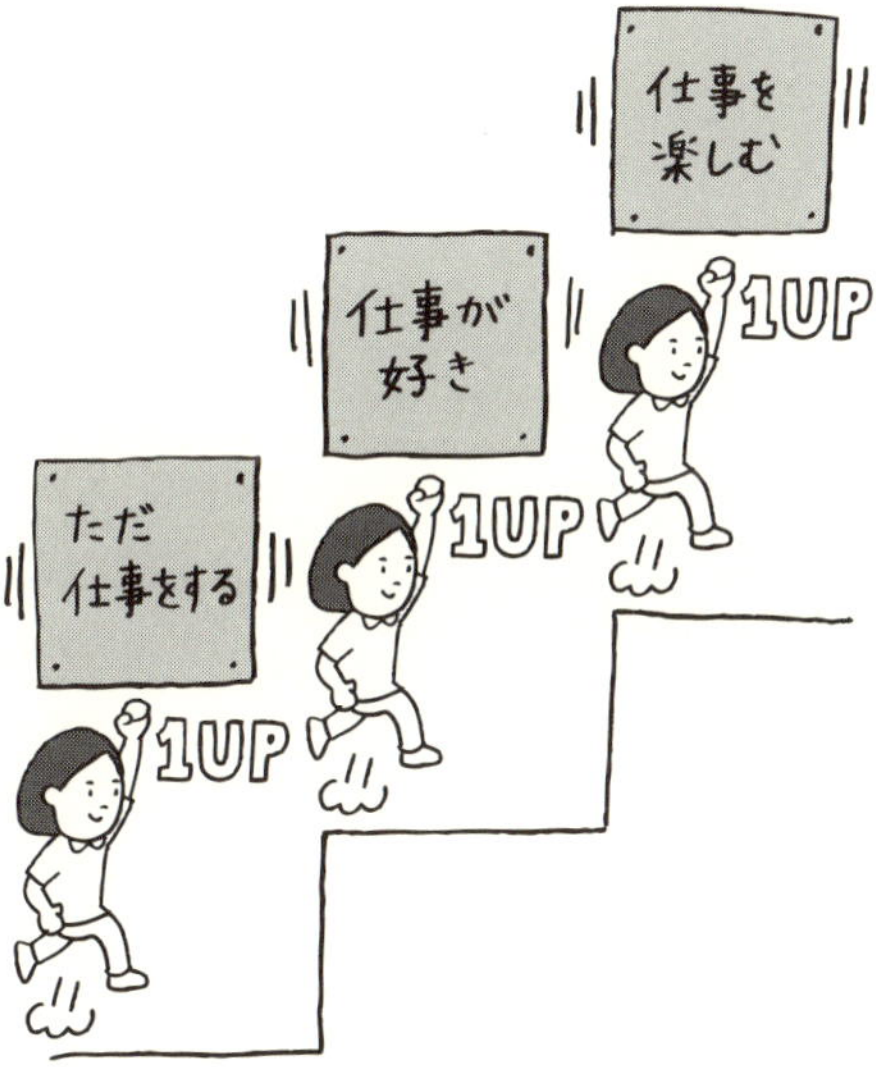
ただ
仕事をする
1UP
仕事が
好き
1UP
仕事を
楽しむ
1UP

コラム

『論語』って何？

『論語』は、善《よ》い生き方とは何か、あるいは「仁」（いつくしみや思いやり）について考えるための書物で、20篇・512本に及ぶ短い文章からなっています。善い生き方といっても、堅苦しい道徳話がずらずらと並んでいるわけではありません。貧富の問題、家族との関係、妬みや優越感、また努力や正直さの重要性など、誰でも思い当たるような日常生活などを例に、どうするのが「正しいのか」、時には「楽しいのか」「うれしいのか」といった表現を使って、押しつけがましくない程度に道徳を説いています。また、孔子の弟子の失敗談、政治家の批評なども事例として取り上げられているので、読み物としての面白さもあります。

ところで、『論語』といえば孔子と連想しますが、孔子が書いたものではありません。孔子の死後、少なくとも50年以上、ことによると100年くらいたってから、弟子や孫弟子などが、孔子の言葉や、選りすぐりの弟子の言葉、また、孔子と弟子とのやりとりなどをまとめたものです。だから「子曰く」とか「曾子《そうし》曰く」といった出だしで始まる文章が多いのです。

それにしても、身分制度の否定につながるような道徳の書が、時の権力者に愛用されてきたことを不思議に感じる人は少なくないでしょう。実は『論語』のセンテンスは短いので、いろいろな意味に解釈できるのです。そこでそれぞれの権力者が、「孔子はこういっていた」と自分に都合のよい解釈をしてきたわけです。

第3章

病院内の人間関係

1 向上心を保つためのつき合い方

「朱に交われば赤くなる」という諺がありますが、私たちは、環境から大きな影響を受けます。たとえば、受験を控えたクラスの雰囲気を考えてみましょう。みんなが第一志望の学校に入れるように、苦手なところを教え合うなど、勉強のモチベーションを上げていくクラスもあれば、お互い勉強していることを隠し合ったり、遊びに誘って勉強の邪魔をしたり、受験生に気遣いをしない推薦組がいたりして、勉強する雰囲気になれないクラスもあります。

ですから、私たちは、できるだけよい環境にいられるように、学校や職場、また、住む場所、所属するサークルなどを選ぶのです。しかし、どれだけ厳選した環境でも、「新しい取り組みにいちいち水を差す」「悪口を言ったり、おかしな噂を流す」といった人はどこでも一人くらいはいるもので、そうした人たちにたちまち雰囲気は乱されがちです。

病院でいえば、新しいことにはすべて否定的な師長とか、いわれた以上の仕事をすると迷惑顔をするような先輩の登場などが典型でしょう。そんな人たちと一緒では、モチベーションが下がっていくかもしれません。そうなれば成長スピードにブレーキがかかってしまうでしょう。

孔子は、よくない環境に置かれた場合の対処方法をいくつか残しています。孔子の時代の一般市民の環境はひどいものでした。環境を選ぶなどといった選択肢はありません。悪環境から抜け出す手段の一つが勉学に励むことでした。だからこそ、悪環境の中で学んでいくための言葉をいくつも残したのでしょう。

そのひとつが、

子曰く、我《わ》れ三人行《さんにんおこな》えば必《かなら》ず我《わ》が師《し》あり。其《そ》の善《よ》き者《もの》を選《えら》びてこれに従《したが》う。其の善《よ》からざる者にしてこれを改《あらた》む。

子曰、我三人行、必有我師焉。擇其善者而従之、其不善者而改之。

（述而第七の二十一）

「我《わ》れ三人《さんにん》行《おこな》えば必《かなら》ず我《わ》が師《し》あり。其《そ》の善《よ》き者《もの》を選《えら》びてこれに従《したが》う」。これは、三人で集まれば、その中に必ず手本となる人がいるので、その人の良いところを見習いましょうという意味です。「其の善《よ》からざる者《もの》にしてこれを改《おさ》む」は、その中に素行が悪い人もいるので、その人の悪いところをよく見て、自分はやらないように気をつけようという意味です。素行が悪い人からも学べるわけです。

このように、たった三人の集団でも、学ぶことはたくさんあります。まして、チームや部門などでは、学ぶことはたくさんあるはずです。しかし、せっかくある程度の人数が集まっているのですから、できればつき合う人間は、選びたいものです。

●友人・仲間を選ぶ際の三つの条件

孔子は友人の選び方についても述べています。

「子曰く、益者三友《えきしゃさんゆう》、損者三友《そんしゃさんゆう》。直《なお》きを友《とも》とし、諒《まこと》を友とし、多聞《たぶん》を友とするは、益《えき》なり。便辟《べんぺき》を友とし、善柔《ぜんじゅう》を友とし、便佞《べんねい》を友とするのは、損なり」（季氏第十六の四）

「益者三友、損者三友」は、よい友人も悪い友人も三種類あるという意味です。具体的によい友人は、「直《なお》きを友《とも》とし、諒《まこと》を友とし、多聞《たぶん》を友とする」。つまり、正直な人、誠実な人、物知りな人です。

逆に、悪い友人は体裁ばかりを気にする人、うわべのつき合いしかしない人、口ばかりの人で、そんな人間とはつき合わないほうがいいといっています。

人を見る目を養い、よい人間関係を構築して、より善く成長したいものです。

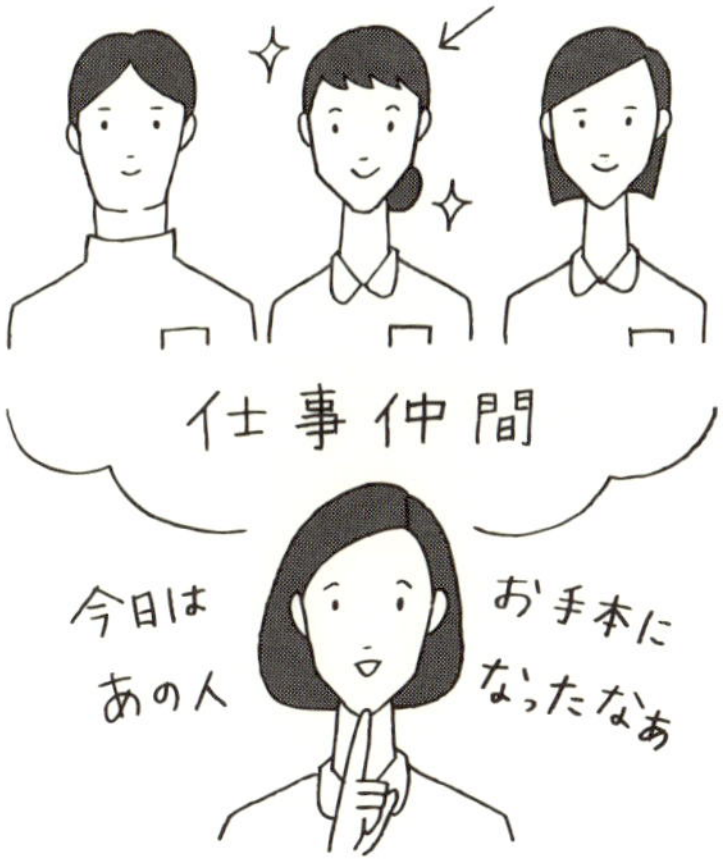

2 どこまで周囲に合わせるべきか？

学生の時は、気の合う仲間同士とだけつき合うことが許されますが、社会人になればそうはいきません。まして、看護師は、上司や同僚はもちろん、様々な患者さんとつき合っていく必要があります。

また、苦手な同僚と夜勤が一緒になったり、価値観が少し異なった患者さんの担当になった時……。考えただけでも頭が痛くなってきそうです。いったい、どのように対処すればよいのでしょうか。

孔子は、次のようにいっています。

子曰く、君子《くんし》は和《わ》して同《どう》ぜず、小人《しょうじん》は同《どう》じて和《わ》せず。

子曰、君子和而不同。小人同而不和。

（子路第十三の二十三）

君子（すぐれた人物）は、誰とでも仲良くしますが、決して付和雷同（たやすく人の意見に同調すること）はしません。それに対して、小人（つまらない人物）は、よく考えもせずに、すぐに相手に同調します。いいかえれば、相手のことを適当に考えているから、適当に同調できるのでしょう。

ですから、同僚や患者さんに対しても、自分の意に反したその場しのぎの同調はすべきではありません。孔子が例に挙げた「小人」と同様に、「同じて和せず」になるし、本心でないことは、相手に伝わります。下手をすれば、あの人は適当だという悪い噂が立つかもしれません。

『論語』には「子、怪力亂神《かいりょくらんしん》を語《かた》らず」（述而第七の二十）という言葉もあります。

孔子は、怪しいことや暴力的なこと、不道徳なことなど、解明できないものや王道からはずれた話には、決して乗らなかったそうです。

現在でも、テレビのワイドショーなどで、「怪力亂神」の類の話が好んで取り上げられることもあり、そうした話が好きな人も確かにいます。ましてや孔子の時代の二五〇〇年前は、そうした迷信を本気で信じたり、不貞など不道徳な行為について噂したりすることは、ごくごく普通のことだったのでしょう。そうした時代に、話に加わらないのは大変なことだったに違いありません。

しかし、ここは二十一世紀の日本。同調しないからといって、怒ったり、無理強いしたりする人は、まずいません。だからといって、失礼な断り方は禁物です。「そういう話は興味がありません」「不愉快です」「迷惑です」など一〇〇％拒絶するような言い方は、相手を傷つけますし、人間関係にひびが入る可能性もあります。

できれば、「そういう話は、あまり詳しくないので」「すみません、ちょっと用事がありまして……」などといってその場を離れることで、遠回しに拒否していることを匂わすのが賢明でしょう。

ネットワークビジネスに夢中になっている人の対処法も同様です。「こんなことに困っていませんか？」などという言葉に「そうですね」と同調すれば、脈があると思われ、勧誘攻勢が強まることでしょう。

差別なく誰とでもつき合い、断るべきところは、不快感を与えないように上手に断る。それができれば、あなたを取り巻く環境は快適になるはずです。

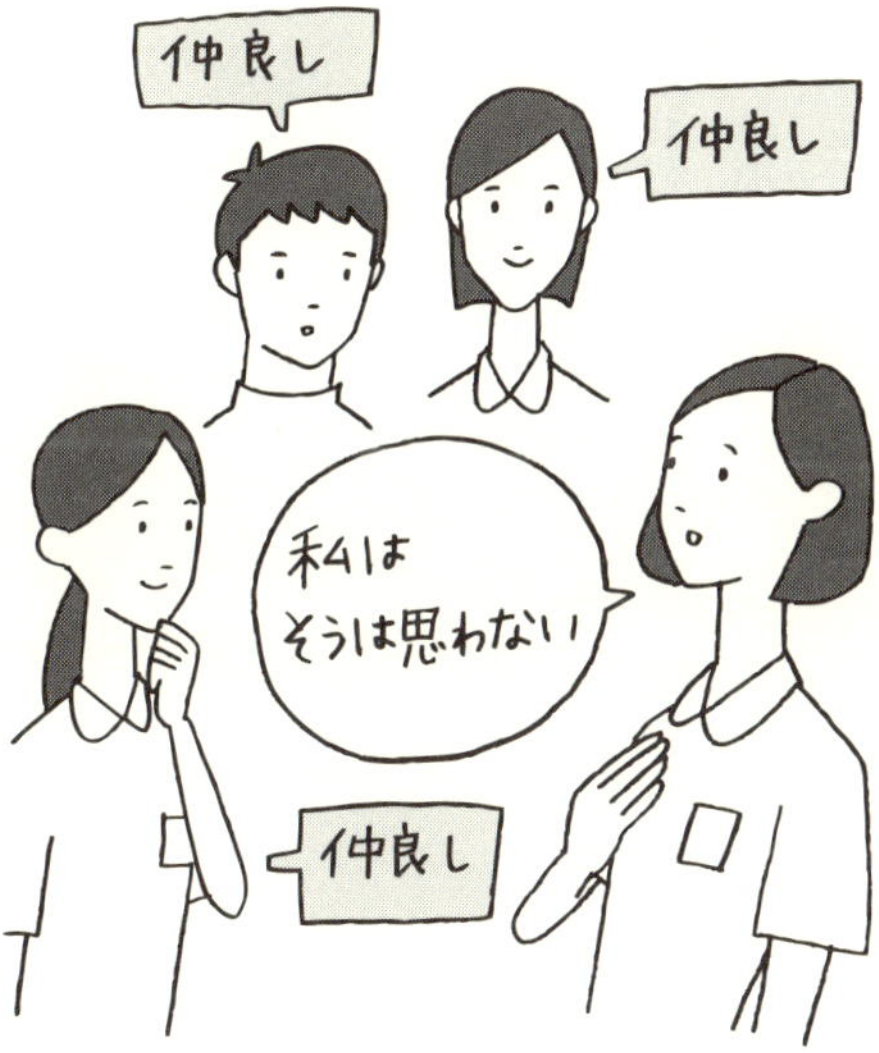

3

いざという時に真価を発揮できる自分を目指す

人の命を預かる看護師の力量が本当に問われるのは、いざという時かもしれません。たとえば患者の容態が急変した時、大地震や爆発事故などが起こって大量の患者が運ばれてきた時などです。未経験の事態に遭遇しても、落ち着いて対処できる実力を兼ね揃えた人が真に優秀な看護師といえるでしょう。

孔子は、次のような言葉を残しています。

子曰《し》く、歳寒《としさむ》くして、然《しか》る後《のち》に松柏《しょうはく》の彫《しぼ》むに遅《おく》るることを知る。

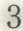

子曰、歳寒、然後知松柏之後彫也。

（子罕第九の二十九）

これは、寒くなっていろいろな草木が枯れてしまってから、はじめて、松や柏が葉をつけていることが分かる、いいかえれば、ことが起こって、はじめて誰がすごい人なのか分かるという意味です。

できれば、松や柏のように、いざという時でも、スっと立ち、行動できる看護師を目指し、また、そうした看護師の下で働きたいと思うでしょう。

それでは実際に、どんな人を手本にすればよいのでしょうか。

「子曰く、論《ろん》の篤《あつ》きに是《こ》れ与《くみ》すれば、君子者《くんししゃ》か、色荘者《しきそうしゃ》か」（先進第十一の二十一）。孔子は、上手な講義を見ているだけでは、君子なのか、口先だけの人（色荘者）なのか分からないといっています。一方で、「剛毅木訥《ごうきぼくとつ》、仁《じん》に近《ちか》し」（子路第十三の二十七）。口下手だけど、強い心を持ち、決断力がある人は、人徳があるといっています。

さらに、「子曰く、古者《いにしえ》の、言《げん》をこれ出《い》ださざるは、躬《み》の逮《およ》ばざるを恥《は》ずればなり」（里仁第四の二十二）。昔の人は、口にして実現できないことを恥だと感じたので、安易に言葉に出さなかったといっています。

この他にも、「口のうまさで判断してはいけない」といったことを意味する言葉がたくさん出てきます。それは、非常に多くの人が、「話すのが上手な人」を優秀だと思ってしまうからでしょう。

しかし、よく考えてみれば、それは、現在の私たちでも変わりません。自分を少しでも優秀に見せるため、一生懸命プレゼンの練習をするでしょう。人気の教材は、たとえば、オバマ元大統領やアップルのＣＥＯだった故スティーブ・ジョブズ氏の演説やプレゼン。彼らは、自分でスピーチやプレゼンのスタイルを考案し、多くの人に影響を与えてきましたが、凡人は、ただ、彼らのスタイルを表面的に真似ているだけです。それでも、いかにも優秀そうに聞こえます。これが、孔子のいう「色荘者」なのでしょう。

そんな上辺の技術を磨いている暇があれば、自分の仕事に関係ある本質的な技術を磨くべきだ、と孔子はいいたかったのでしょう。しかし、皆、表面上しか見ないから、結局、冬が来るまで、松や柏のすごさはわからないわけです。

このようなカラクリに乗せられないように、松や柏を見分ける能力を養い、また、本質的な自分磨きにも力を入れていきたいものです。

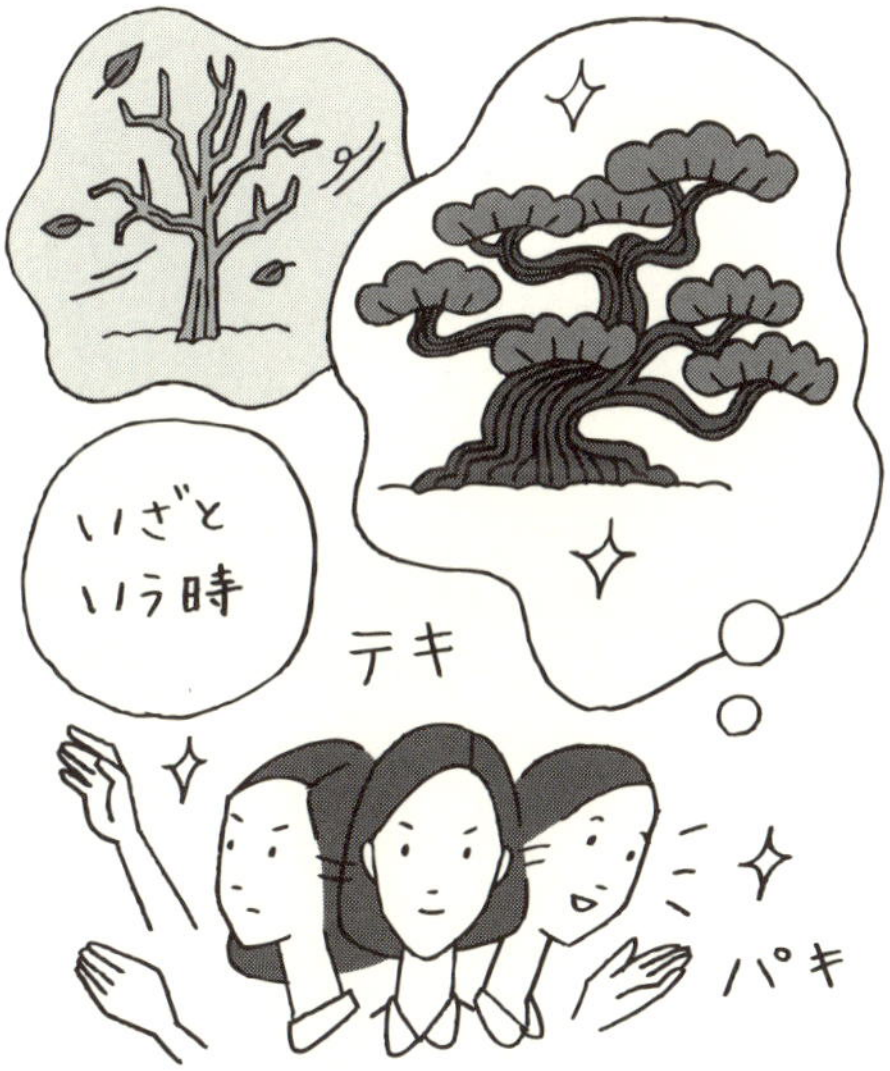

4

相手を気遣うコミュニケーションのポイント

仕事が円滑にすすむポイントはコミュニケーションですが、今ひとつうまくいかないと思う局面はないでしょうか。もしかすると、それは相手に対する気遣いが欠けているためかもしれません。

孔子は、

子曰く、人《ひと》にして仁《じん》ならずんば、禮《れい》を如何《いかん》せん。人にして仁ならずんば、樂《がく》を如何せん。

子曰、人而不仁、如禮何。人而不仁、如樂何。
（八佾第三の三）

と、いくら礼儀作法がきちんとしていても、そこに心がなければ意味はない、同様に「人にして仁ならずんば、樂を如何せん」、演奏する音楽も、心をこめなければ意味はないといっています。

相手の心を考えない、表面的なコミュニケーションになっていることが、うまくいかない理由かもしれません。

たとえば、新しくナースが配属されたとしましょう。彼女にいくら指示しても、指示通りに動いてくれない。このようにうまくコミュニケーションがとれないのは、いくつかの言葉を理解していないからかもしれません。他の科から異動してきた人であれば、仕事の流れを把握していないからかもしれません。

また、個人的な悩みを抱えていて、仕事に身が入っていないのかもしれません。「子供の成績が振るわない」「親の調子がよくない」「夫の転勤が決まったらついていくべきか?」などの悩みを抱えていれば、仕事に集中することも難しいでしょう。

心をこめたコミュニケーションをとることによって、このような様々な問題も発見できるはずです。相手の立場を理解することで、職場のコミュニケーションは円滑になるはずです。

ところで、相手に対して、どのくらいの気遣いをすればよいのでしょうか。気遣いについては、孔子の面白いエピソードがあります。

「子の疾《やまい》、病《へい》なり。子路《しろ》、禱《いの》らんと請《こ》う。子曰く、諸《こ》れ有《あ》りや。子路對《こた》えて曰く、これ有り、誄《るい》に曰く、爾《なんじ》を上下《じょうか》の神祇《しんぎ》に禱ると。子曰く、丘《きゅう》の禱ること久《ひさ》し」（述而第七の三十四）

これは、孔子が病気になった時のことです。弟子の子路が心配して祈祷することを勧めます。3章の2で紹介したように、孔子は、「怪力亂神《かいりょくらんしん》」の類の話は一切語らないし、関わらない人です。しかし、はっきり断れば、子路の気持ちを大きく傷つけるかもしれません。さあ、孔子はどうしたでしょうか。

「私は、長年にわたっていつも禱ってきたから、改めて、今、禱る必要はない」。こういって、やんわりと祈祷を断ったといいます。自分の信念に反することでも、円滑な関係をつくっていくためには、時には、このような気遣いが必要なのです。

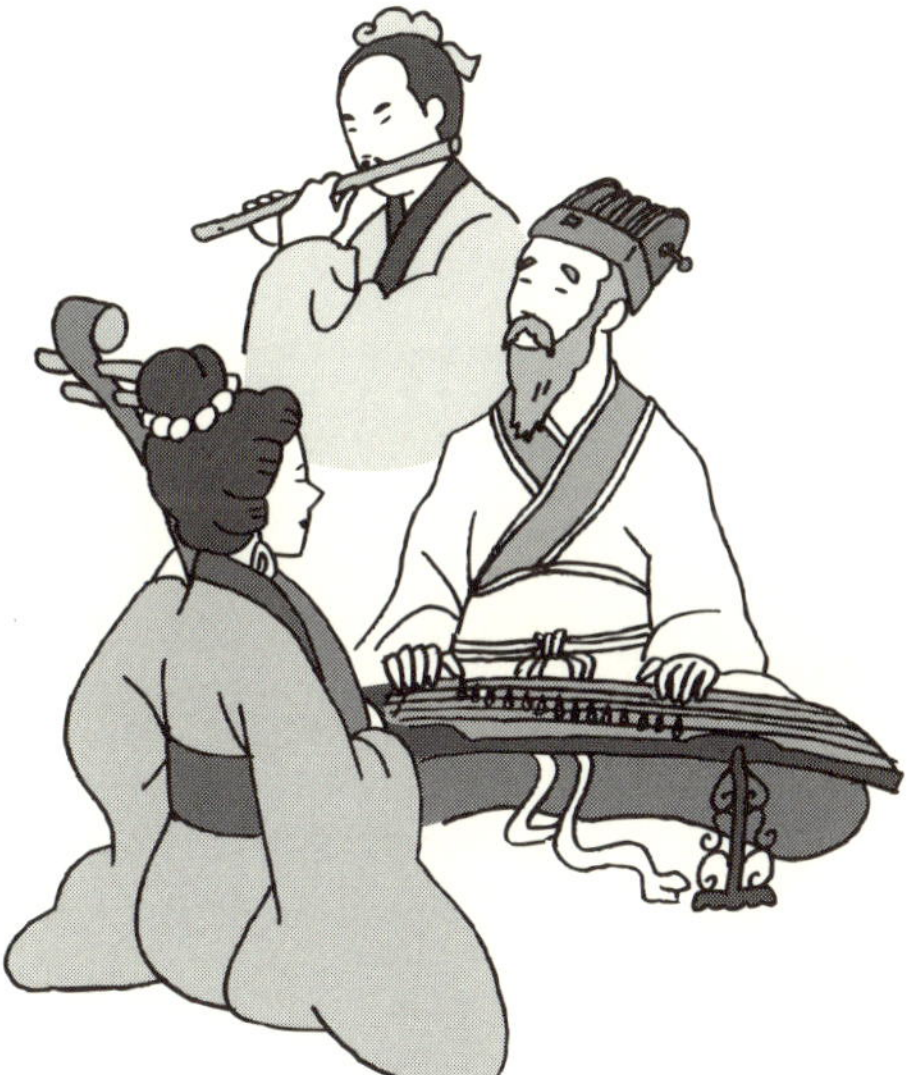

コラム

弟子の数は3,000人

孔子は政治家としては失敗しました。しかし、そもそも司法大臣に任命されたということは、それほど孔子の優秀さが世に鳴り響いていたことになります。そんな有名人の孔子が、教育事業をはじめれば、政治家志望の若者、学問に磨きをかけたい若者などが、全国から集まってきました。その数は3,000人に達したといいます。

孔子のすごいところは、選抜試験など実施しなかったことです。学びたいという人は、誰でも受け入れました。当然、弟子たちの学力のバラツキは相当なもの。一律の授業などすれば、落ちこぼれが続出するでしょう。

そこで、孔子は、弟子の一人ひとりのレベルに合わせた教育を実施したのです。とはいっても、教えるのは道徳という「心」や「考え方」。数学や国語を教えるのとはわけが違います。一人ひとりの考え方や教育レベルの理解が必要です。弟子たちは、そこまで孔子が自分を理解していることに驚いたり、感動したりしたようです。

人に教えるとは、そのくらい大変なことなのでしょう。そのかわりに、孔子は、習った内容をペラペラ人に話したり、後輩に教えたりすると激怒したようです。その人のためにせっかく教えているのに、身につけようともせずに、右から左に聞き流して偉そうに振る舞う態度が許せなかったからです。

第4章

患者が安心できる看護師になるために

1 信頼されることが何よりも大切

医療業界にとってとくに大切なものは「信頼性」でしょう。医師、看護師、薬剤師……。国家資格がなければ従事できないのも信頼性を担保するための道具のひとつです。何しろ、患者の命を預かる仕事。どれだけ厳格にしても、厳格にしすぎることはありません。

もっとも、こちらは預かっているつもりでも、患者は預けているつもりはないというケースもあります。それは、病院やスタッフに不信感を持ってしまった時です。信頼関係を築くのは大変ですが、信頼関係が崩れるのはあっという間です。たとえば、病院で起こった医療過誤がニュースで流れれば、一瞬のうちに、地域住民から白い目で見られるようになるでしょう。また、ドクターや他の看護師の失敗、患者の病状や家庭環境などの噂話を、患者に聞かれるのもアウトです。スタッフのスキルに加え、個人情報の管理体制にも不安をもたれるかもしれません。患者に対して間違った指示などをした時に謝らなかったり、ミスをとりつくろうとするのは論外です。

子《し》曰《いわ》く、人《ひと》にして信《しん》なくんば、其《そ》の可《か》なることを知《し》らざるなり。大車輗《だいしゃげい》なく小車軏《しょうしゃげつ》なくんば、其《そ》れ何《なに》を以《もっ》てかこれを行《や》らんや

子曰、人而無信、不知其可也。大車無輗、小車無軏、其何以行之哉。（為政第二の二十二）

孔子は、「人《ひと》にして信《しん》なくんば、其《そ》の可《か》なることを知らざるなり」と、信用がなくなれば、何もできない、それは牛車や馬車のキャビン部分を「牛や馬につな

ぐ道具」がなくなり、まったく動かせなくなるのと同じようなものだと説明しています。

それでは、仮に、ふとしたことで看護師のAさんが患者からの信頼を失えば、どんなことが起こるでしょうか。ある人は、正直に病状を報告しなくなるかもしれません。また、薬を飲まなかったり、禁止されているお菓子を食べたりと、ことごとく入院中の注意事項を守らなくなるといった人も出てくるでしょう。徹底的に無視したり、他の看護師に担当を替えてくれと病院にクレームをつける人もいるかもしれません。

このような事態を招かないためには、まずは、スタッフ同士がお互い信頼しあうことが大切です。仮に、まだ腕に自信がなければ、先輩たちにしっかりフォローを頼みましょう。反対に新米医師や新米看護師の仕事ぶりに不安があれば、積極的にフォローしましょう。

たとえ心もとないスタッフがいても、フォロー体制がしっかりできていれば患者は安心するものです。逆に、チームワークが悪く個人仕事になっていれば、患者はベテランだけに対応してもらいたいと考えるようになります。

動かない牛車や馬車にならないように、一人ひとりが、つなぐ道具を丈夫にしていくための努力をしていくことが必要なのです。

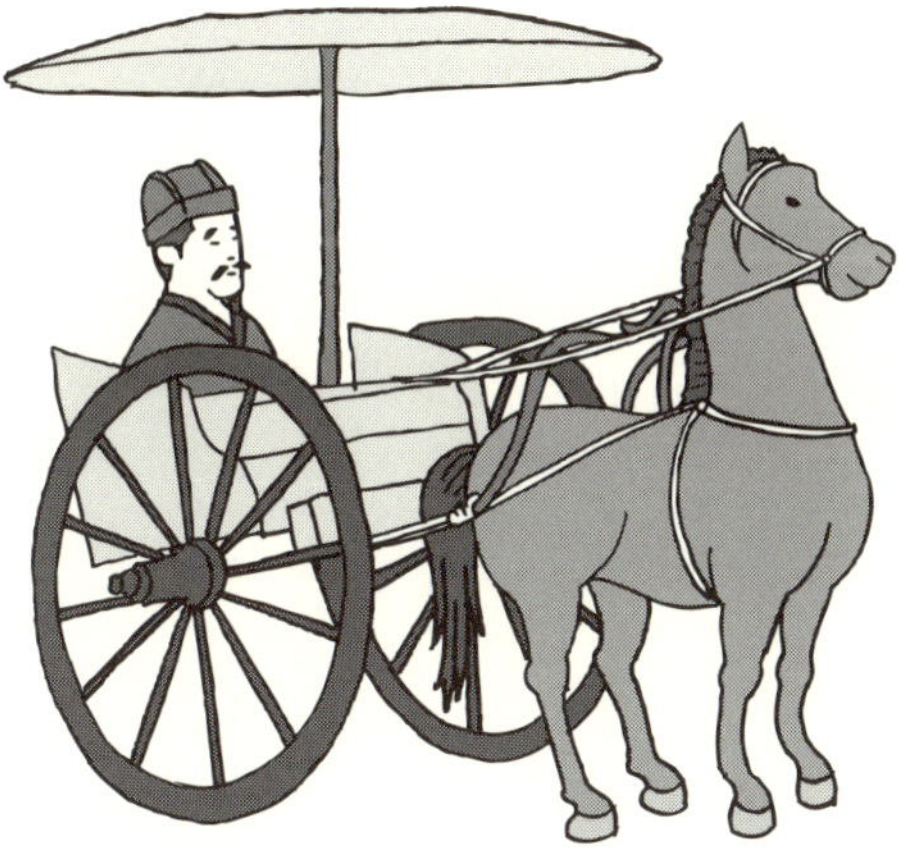

2 患者から信頼されるためには実行第一

「早く治るようにがんばりましょうね！」。力強い言葉で励ましてくれる看護師は、患者にとって頼もしい存在です。しかし、あれだけ、自分のことを考えてくれた看護師が、夜中の苦しい時に、何度ナースコールをしても、来てくれなかったらどうでしょう。期待が高かった分だけ、がっかりした気持ちも大きくなるものです。

逆に、無愛想で、気の利いた言葉のひとつもかけられない看護師が、ナースコールをしたらすっとんできた。そもそもの期待が低かっただけに感動は大きくなり、一気に信頼感が増すはずです。

このように、口に出せば、言われた人は期待します。期待通りに行動ができればよいのですが、なかなかそうはいきません。結果として、「なあんだ。口だけだったのね」と信用されなくなる事態も。それは、昔も同じだったのでしょう。

子《し》曰《いわ》く、君子《くんし》は言《げん》に訥《とつ》にして、行《おこな》いに敏《びん》ならんことを欲《ほっ》す

子曰、君子欲訥於言而敏於行。

（里仁第四の二十四）

論語には、「言葉と行動」について述べたものがたくさんあります。

ここに挙げた「言に訥にして」は、「口下手でも」といったニュアンスの訳と「口が重い」といったニュアンスの訳がありますが、いずれにしても言葉は機敏でなくても、行動は機敏でありたいといっています。

「子貢《しこう》が君子について質問した時、孔子は『言おうとすることを、実行した後に言う人のことだ』と答えました」。「子貢、君子《くんし》を問《と》う。子曰く、まず、其《そ》の言《げん》を行い、而《しか》して後《のち》にこれに従う」（為政第二の十三）。すでに第3章の3で述べたように「昔の人は、実行できなかったら恥なので、やりたいことを簡単には言葉にしませんでした」「子曰く、古者《いにしえ》の、言《げん》をこれ出《い》ださざるは、躬《み》の逮《およ》ばざるを恥《は》ずればなり」（里仁第四の二十二）なども、その例です。

いいかえれば、そのくらい私たちの口は軽く、無意識のうちに、できないことを口に出しているのかもしれません。

とくに一度に複数の人の対応をするときには要注意です。患者は、時には無理な要望を言ってくることもあるでしょう。忙しいさなかに煩雑な用事を頼むかもしれません。規定以上の痛み止めを要求されることもあるでしょう。そんな時には、つい「あとでね」などと言ってしまうことがあります。

しかし、あとになれば、「看護師さんは言ったことをしてくれなかった」「口ばっかりの人だ」となるわけです。

孔子は、こんなことをいっています。「言ったことができなくても、恥ずかしいと思わない人は、そもそも発言したことを実行するのは難しい」。「子曰く、其《そ》の言《げん》にこれ怍《は》じざれば、則《すなわ》ちこれを為《な》すこと難《かた》し」（憲問第十四の二十一）。

今さら無口になるのは難しいし、患者への声かけは必要です。ということで、まずは、言ったことができなかった時に、恥ずかしいと思うところから始めるのはいかがでしょうか。

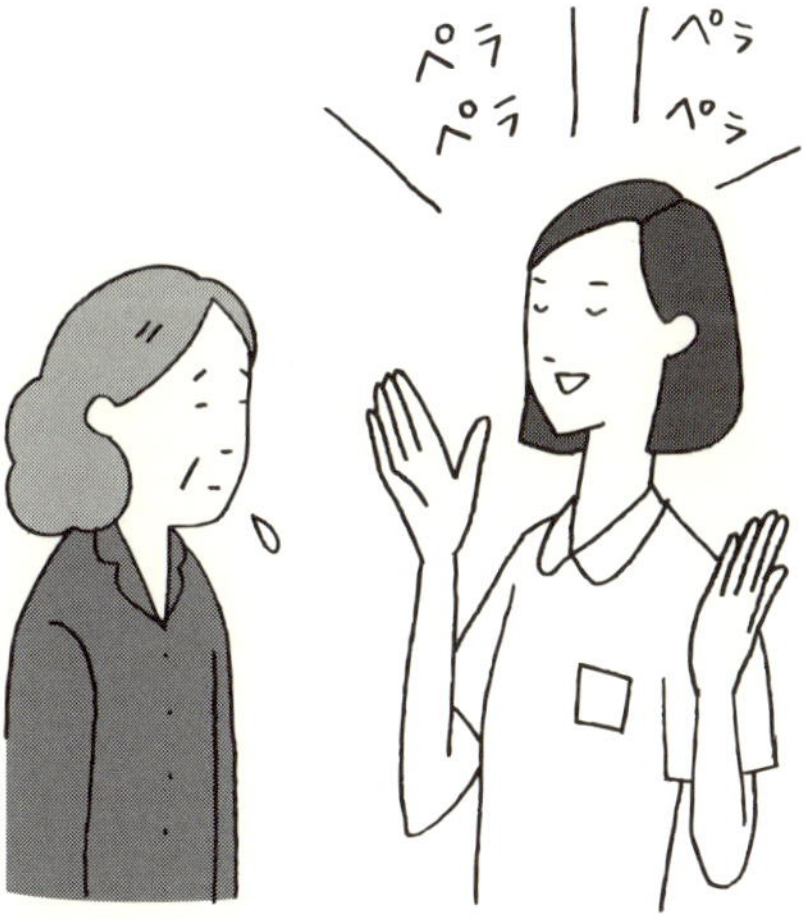

3 患者に注意をするときのポイント

看護師にとって、入院中の患者を看護するのは大変なことでしょう。たとえば消灯時間。これまで好きな時間に就寝していた大の大人に午後九時に寝てもらうのは大変です。また、隠れてたばこを吸ったり、なかには、病院を抜け出してお酒を飲みに行ってしまう人もいます。病院食がまずいといって、勝手に好きなものを食べる人もたくさんいるでしょう。

一方、子供の患者は、親を思い出し寂しがって駄々をこねたり、食事の好き嫌いをいったりして困らせます。

怒ってはいけないと分かっていても、イライラしてつい声を荒らげたくなることもあるでしょう。こうした人たちを看護していくためには、どうすればよいのでしょうか。規則を厳しくすべきでしょうか。

それは逆効果かもしれません。

子《し》曰《いわ》く、これを道《みち》びくに政《せい》を以《もっ》てし、これを齊《ととの》うるに刑《けい》を以《もっ》てすれば、民免《たみまぬが》れて恥《は》ずること無《な》し。これを道《みち》びくに徳《とく》を以《もっ》てし、これを齊《ととの》うるに礼《れい》を以《もっ》てすれば、恥《はじ》ありて且《か》つ格《ただ》し。

子曰、道之以政、齊之以刑、民免而無恥。道之以徳、齊之以禮、有恥且格。

（為政第二の三）

ここで挙げたように、孔子は「厳しい刑罰で統制しようとすれば、民は恥じることなく、法の網の目をくぐろうとする」といっています。税金があまりに高ければ、脱税に走ったり、節税の達人が先生とあがめられたりするのと同じことでしょう。厳しすぎれば、かえって悪を助長する結果になることがあるのです。

病院でも、あまりに監視が厳しかったり、生活の規則が厳しければ、単に規則を破るのではなく、面白がって規則違反をする人まで出てくるものです。とくに若い人にとって、病院での規則違反は、ちょっとした武勇伝になることもあります。

孔子は「道徳や礼儀で統制すれば、それに反する行為は恥ずかしいことなので、自然に民は道徳や礼儀に従うようになる」といっています。たとえば、「規則です」ではなく、「良識にお任せします」や「明日は重症の方がいらっしゃるのでご配慮お願いします」といわれたほうが従いやすいものでしょう。規則違反をくりかえす患者の看護に手こずっている方は、逆に規則を少し緩めてみてはいかがでしょうか。

また、こんな言葉もあります。弟子の子貢の言葉です。「我《わ》れ人《ひと》の諸《こ》れを我《わ》れに加《くわ》えんことを欲《ほっ》せざるは、吾《わ》れ亦《ま》た諸《こ》れを人に加《くわ》うること無《な》からんと欲《ほっ》す」（公冶長第五の十二）。これは、「自分が人からされていやなことは、私は人にしないようにしたい」という意味です。

患者と接する時には、自分が患者だったらと考えながら行動するとよいかもしれません。もっとも、孔子は、子貢に対して、「お前には無理だよ」といっています。もしかしたら、それは非常に難しいことかもしれませんが、それだけにチャレンジする価値があるはずです。

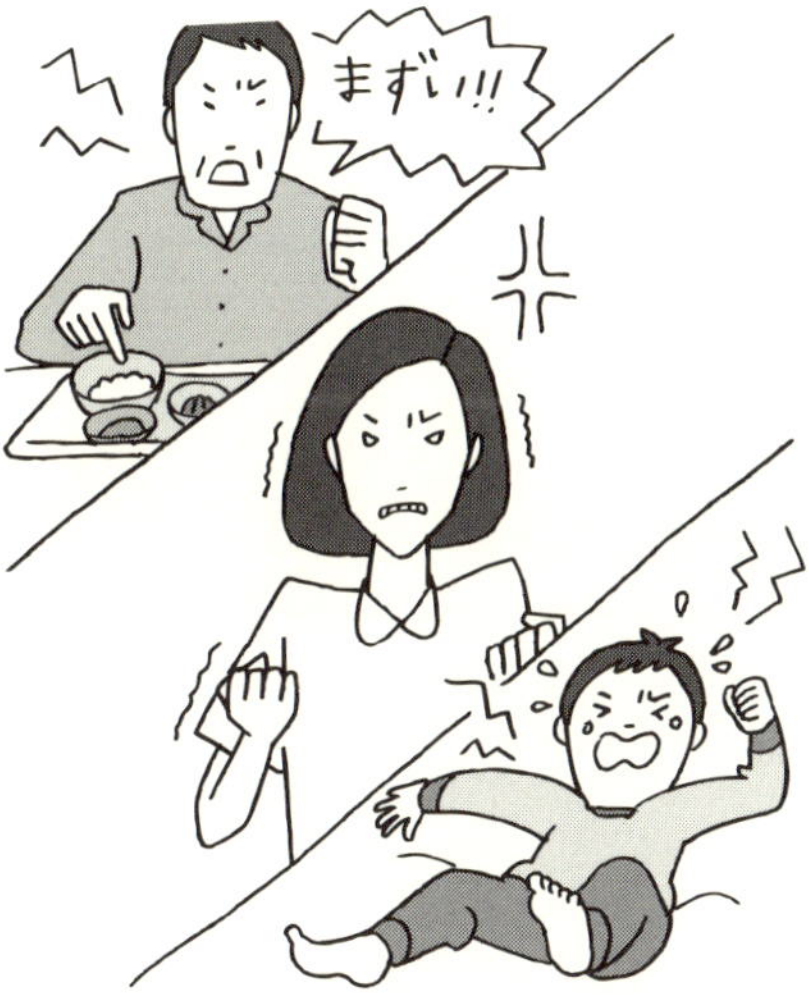

4 過保護は禁物

人の役に立ちたい、病気で苦しむ人の力になりたいと選んだ看護師の道。苦しんでいる人を見ると、つい手を差し伸べたくなるのではないでしょうか。ナースコールが鳴れば少しでも早く行けるようにしたいと思うかもしれません。それは患者の望むことでもあるでしょう。しかし、そうした行為は、時に、逆効果となることもあります。

たとえば、入院日数を例に考えてみましょう。一九九五年の急性期医療の平均在院日数は三十日を超えていましたが、二〇〇五年には二十日を割りました。かつては、入院日数を減らすことや、日帰り手術の導入などに医療業界はもちろん、一般社会からも疑問の声が上がりました。しかし、実際にはそのほうが回復が早いことが明らかになりました。手厚いケアを長く続けるよりも自立を促進することが早期回復につながるということです。安静も過ぎると害となるのは廃用症候群の例でも理解できるでしょう。過保護はよくないのです。

子貢《しこう》問《と》う、師《し》と商《しょう》とは孰《いず》れか賢《まさ》れる。子《し》曰《いわ》く、師《し》や過《す》ぎたり、商《しょう》や及《およ》ばず。曰《いわ》く、然《しか》らば則《すなわ》ち師《し》は愈《まさ》れるか。子曰く、過ぎたるは猶《な》お及《およ》ばざるがごとし。

子貢問、師與商也孰賢。子曰、師也過。商也不及。曰、然則師愈與。子曰、過猶不及。

（先進第十一の十六）

孔子は、弟子の子貢が、同じ門人の師と商のどちらが優秀か尋ねた時、師はやりすぎで、商は足りなすぎなので、どちらも同じようなものだと答えました。これが、過ぎたるは及ばざるがごとしの語源です。

気が利く看護も大切ですが、気が利きすぎれば、時にはやりすぎを招いて患者の回復を遅らせるかもしれません。ちょっとがっかりしてしまいますが、それは、見落としが多いぼんやり看護と大差がないという結果を招くかもしれません。ちょうどよく行うというのは、実は非常に難しいことなのです。

孔子は、こんな言葉を残しています。

「ちょうどよいというのは、もっとも素晴らしい徳なのに、一般ではすっかりすたれてしまった」。「子曰く、中庸《ちゅうよう》の徳《とく》たるや、其《そ》れ至《いた》れるかな。民鮮《たみすく》なきこと久《ひさ》し」（雍也第六の二十九）。

ちょうどよい看護は、スキル的に難しいことに加えて、目立たないという欠点があります。ちょうどよく快適であれば、患者は、ちょうどよい看護をされたと気づきません。上司からみても、患者が快適そうであれば体調がよいと判断するでしょう。まさか、そこに計算されつくしたノウハウがつまっているとは思いません。

看護に限らず、このような「ちょうどよさ」は目立たないのです。孔子の時代もそうだったのでしょう。高い評価を得て出世するためには、往々にしてスタンドプレーが優先され、そればかりが注目されて、中庸は廃れてしまったようです。

しかし、看護は患者のためにあるものです。工夫した看護に誰も気づかなければ、中庸のよい看護ができたと、密かに自分で自分を褒めて満足するくらいの優雅さを持ちたいものです。

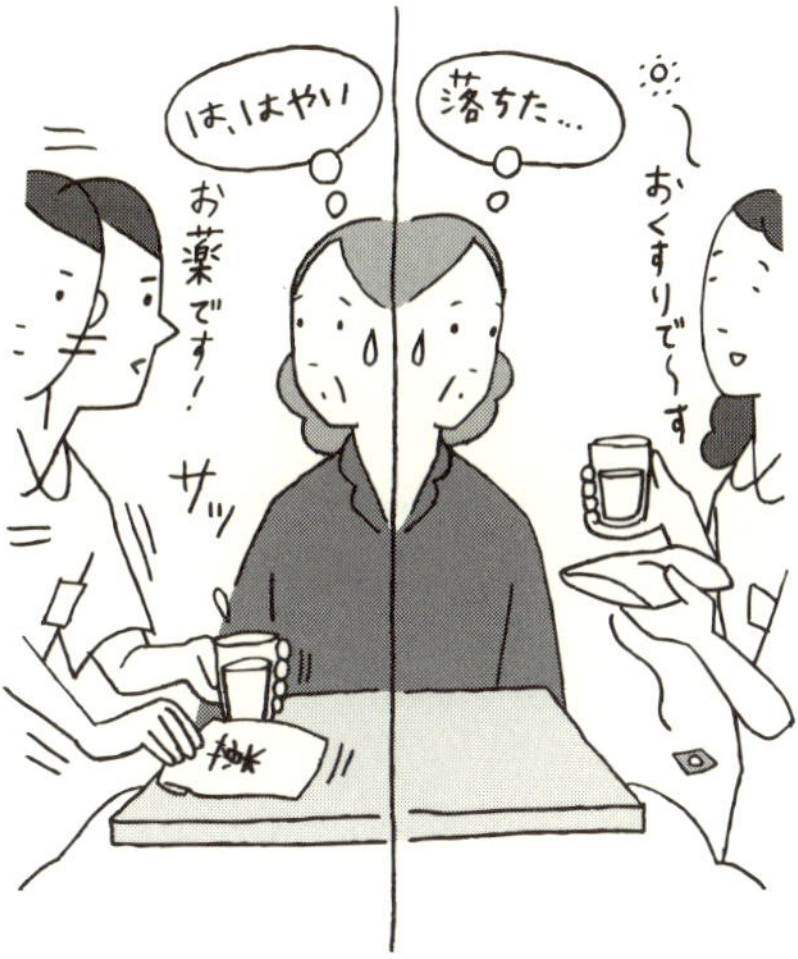

コラム

孔子のバリアフリー的発想

孔子は非常に合理的な人だったといわれています。合理的といえば、冷たい印象を持つかもしれませんが、決して、そんなことはありません。

それを示すこんなエピソードが伝えられています。それは、楽師《がくし》の冕《べん》さんが孔子を訪ねてきた時の話です。当時の楽師は、一般に盲人の職業でした。

冕さんが入ってくると、孔子は「そこから階段ですよ」「そこが冕さんの席ですよ」「Aさんはそこ、Bさんはあそこに座っています」と冕さんの動きに合わせてタイミングよく声をかけていきました。余分な介助はせず、非常に合理的です。必要に応じて声かけしてくれるので冕さんも、ストレスなくさっさと動けます。まさにバリアフリー的な誘導といえるでしょう。

仮に「やさしさ」だけがベースになっていれば、手を引いて歩いたり、必要以上に手伝ってしまうかもしれません。その結果として、冕さんは、介助者なしには、何もできなくなってしまうかもしれません。どちらが本人のためでしょうか。何でもかんでもやさしければよいということではなく、合理的に考えることで、最善の答えが出てくることもあるのです。

看護に関しても同様でしょう。たまには、徹底的に感情を排除して、「患者さんの困った」を合理的に考えてみれば、思わぬ発見があるかもしれません。

第5章

信頼されるリーダーになるために

1 人の上に立つための心得九か条

看護師がリーダーになる機会はどんどん増えています。師長やチームリーダーはもちろん、病院の管理職に抜擢されることも珍しくなくなりました。また、地域包括ケアをはじめ、地域医療の現場では、看護師のリーダーシップが期待されています。看護師は、様々な診療科を経験し、幅広い知識をもっている人が少なくありません。そうした点が高く評価されているのでしょう。

それでは、リーダーになったら、どんな心構えで仕事に臨めばよいのでしょうか。

孔子は、リーダーに必要なポイントを九つ挙げています。

孔子《こうし》曰《いわ》く、君子《くんし》に九思《きゅうし》あり。視《み》るには明《めい》を思《おも》い、聴《き》くには聴《そう》を思い、色《いろ》には温《おん》を思い、貌《かたち》には恭《きょう》を思い、言《げん》には忠《ちゅう》を思い、事《こと》には敬《けい》を思い、疑《うたが》わしきには問《とう》を思い、忿《いか》りには難《なん》を思い、得《う》るを見《み》ては義《ぎ》を思う。

孔子曰、君子有九思、視思明、聴思聴、色思温、貌思恭、言思忠、事思敬、疑思問、忿思難、見得思義。

（季氏第十六の十）

一つ目の「視《み》るには明《めい》を思い」は正しく見ること。二つ目の「聴《き》くには聴《そう》を思い」は、「正しく聞く」こと。一方的な言い分や噂などに惑わされず、正しい情報はどれなのか見極めようというわけです。

三つ目の「色《いろ》には温《おん》を思い」は、顔の表情を温和に保つこと。四つ目の「貌《かたち》には恭《きょう》を思い」は立居振舞を上品にすること。こんなことがリーダーシップに関係あるのかと思うかもしれませんが、これまで出会った上司を思い出してください。温和な顔の人のほうが、相談しやすかったのではないでしょうか。また、上品な立居振舞の人はいかにも教養や良識があるように見え、なんとなく信頼できます。こうした人たちの周りは、いつも人が集まりにぎやかです。

そして、五つ目の「言《げん》には忠《ちゅう》を思い」はいつも正直であること。口に出したことは、実現に向けて一生懸命やる。もちろん、一足飛びに新しいことをするわけではありません。六つ目の「事《こと》には敬《けい》を思い」は、仕事は慎重にという意味です。関係者への影響などを考慮しながら確実に進めることが重要だというわけです。

「疑《うたが》わしきには問《とう》を思い」は、もし、疑問があれば、わからないままにせずに、すぐに質問する。そうすることで、現場との乖離を防げます。これが七つ目。八つ目の「忿《いか》りには難《なん》を思い」は、むやみやたらに怒らない。「あの人は、すぐ怒る」と思われれば、怒られるのがいやで、誰も情報や意見を伝えなくなり、結果として情報不足に陥ります。最後の「得《う》るを見ては義《ぎ》を思う」は、道義に反した利益は追わないということです。もっとも、政治家の例を出すまでもなく、本人は道義に反したつもりはなくても、傍から見れば道義違反に見えることは、よくある話。「これは道義に反していないか？」……。とくにお金がからむことには、十分すぎるくらいにチェックすることが必要です。

確かに、この九つを実践していれば、部下から信頼され、また情報も集まり、業績もあげられる立派なリーダーになれそうですが、いきなり全部を実行するのは難しいでしょう。まずはできることから、ひとつずつでもよいので、確実に取り組み、身につけていくことが肝心です。その積み重ねによって、徐々にリーダーらしい風格が備わってくるでしょう。

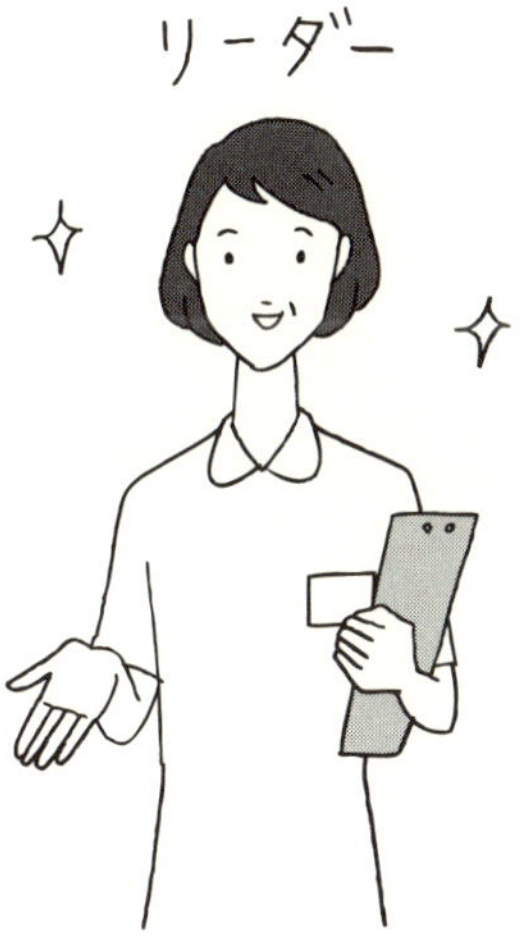

2 部下との接し方のポイント

リーダーになれば、誰でもグループのリーダーとしての責任を感じるものです。グループリーダーや師長になれば部下の指導、地域のリーダー役であれば、関連施設のスタッフの意識改革などに力が入ります。

しかし、指導や啓蒙に力を入れ過ぎるのは禁物です。孔子は、弟子の子貢が、友人への注意の仕方を訊ねた時に、次のようにいっています。

子貢《しこう》、友《とも》を問《と》う。子曰く、忠告《ちゅうこく》して善《ぜん》を以《もっ》てこれを道《みち》びく。不可《ふか》なれば則《すなわ》ち止《や》む、自《みずか》ら辱《はずかし》めらるることなかれ。

子貢問友。子曰、忠告而善道之、不可則止、毋自辱焉。
（顔淵第十二の二十三）

「子曰く、忠告《ちゅうこく》して善《ぜん》を以《もっ》てこれを道《みち》びく。不可《ふか》なれば則《すなわ》ち止《や》む」は「もし、悪いことをしている場合は忠告して正しい道に導くべきだが、いうことを聞かなければ、無理強いをすべきではない」という意味です。

「自ら辱《はずかし》めらるることなかれ」は、あまりにしつこくいえば、逆にこちらが恥をかくだけという意味です。ようするに、忠告もほどほどにということです。

忠告されたほうは、自分に非があることを十分に認識しています。そこをしつこく非難されたり、説教されたりすれば、「忠言は耳に逆らう」という言葉があるように、逆に反発したくなるのが人間です。

ですから、よい加減のところでやめて、あとは本人の良心や道徳心に任そうというわけです。

もちろん、明らかなミスは即座に改めてもらわなくては困ります。しかし、大抵の場合は、正解はたったひとつではなく、いくつもあるものです。ベテランからみれば歯がゆいやり方や、考え方だったりするかもしれませんが、本人はよかれと思ってしている場合もあります。一度注意をしたら、しばらくそっとして見守るのも、ひとつの方法でしょう。

ところで、きつく叱らなければならないレベルの重大なミスを発見した時の対応にも注意が必要です。孔子は、こんなことをいっています。「問題が起こった時には、まず、このミスは、ひょっとしたら自分が悪いのではないかと疑ってみよう。他の人を疑うのはその後。そうすれば、人から恨まれたりしない」と。「子曰く、躬自《みずか》ら厚《あつ》くして、薄《うす》く人《ひと》を責《せ》むれば、則《すなわ》ち怨《うら》みに遠ざかる」（衛霊公第十五の十五）。

誰かのミスだと思ったら、結局は、自分のうっかりミスだった。そんなことはよくある話です。仮に、ミスを発見して誰かを叱ったけれど、犯人は結局、自分だったとなれば引っ込みがつきません。ぬれぎぬを着せられて怒られた人から深い恨みを買うことにもなります。ですから、まずは、自分を疑えといっているのです。

一方、リーダーになると、うまくいかなかった時のことが心配になってくることもあります。部下から信頼されているかも気になります。そんな時に、たまたま部下に頼んだ仕事を後回しにされたりすれば、悪意があるのではと疑いたくもなります。

孔子は、「騙されているのではないかと、疑ったりする前に、問題にすぐ気づくのは賢い人だ」といっています。「子曰く、詐《いつわり》を逆《むか》えず、信《しん》ぜられざるを億《おもんぱか》らず。抑々《そもそも》亦《ま》た先《ま》ず覺《さと》る者《もの》は、是《こ》れ賢《けん》か」（憲問第十四の三十三）。

いいかえれば、仕事をしっかり管理していれば、問題発生には、すぐ気づけるというわけです。部下を疑うよりも、そのほうがはるかに効率的です。失敗や裏切りが不安な人は、すぐに問題を発見できる管理体制への改革に取り組むのはいかがでしょうか。疑いの心が晴れ、素直に部下と接することができるようになるはずです。当然、部下からの信頼度も上がるでしょう。

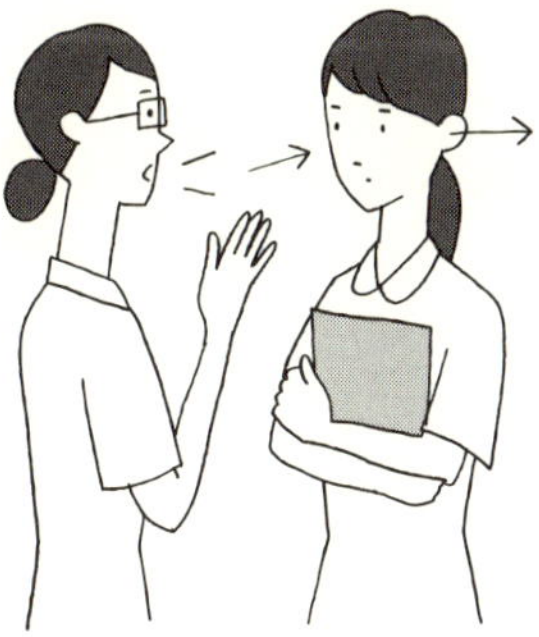

3 何のために部下を育てるのか（戦闘能力＝治療の能力を高めるため）

看護師の最大の敵は病気やケガともいえるでしょう。完治する・しないは別にして、悔いが残らないくらいに患者をしっかり看護できれば、看護師の勝利と考えてよいでしょう。

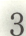

チームのメンバーが一丸となって患者の治療や看護に専念できるためには、普段からの教育が大切です。それは何も勉強だけではありません。チームワークや結束力を養うために、時には食事会や旅行などを開催することも必要でしょう。よい雰囲気ができれば、これまで以上にお互いを尊重しあったり、信頼したりするようになります。

それに対して、メンバー全員が日々の業務をこなすので精一杯。少しでも負荷を減らすために、互いに仕事のおしつけあいをしたり、自分の仕事さえこなせればよいという雰囲気だったらどうでしょうか。1＋1は、いつまでたっても2。これ以上の大きな力にならないのです。チームワークがなければ、3や4にはなりえません。患者に対する看護は可もなく不可もなく。戦いにたとえれば、よくて引き分け。大勝利などはありえないでしょう。

子曰《しいわ》く、教《おし》えざる民《たみ》を以《もっ》て戦《たたか》う。是《こ》れこれを棄《す》つという。

子曰、以不教民戦、是謂棄之。

（子路第十三の三十）

孔子は、「教《おし》えざる民《たみ》を以《もっ》て戦《たたか》う。是《こ》れこれを棄《す》つという」、つまり、戦争で勝つためには、兵士をきちっと訓練することが必要なのに、「訓練もしないで戦いに出すのであれば、最初から勝つことを放棄していることになる」といっています。

それは、看護でもまったく同じです。いつもと違う難しい患者がやってきた。そんな時でも、精一杯の対応ができるように、普段から教育や訓練、あるいは協力しあえるムードづくりをしておかないと、論語風に言えば、「教えざる看護師を以て看護す、是れそれを棄つ」ということになります。もし、そんな雰囲気があれば、ただちに改める工夫をしましょう。

なかには、そんな余裕はないと考える人もいるかもしれません。そもそも人手が足りないし、人の採用計画は人事の仕事、私の仕事ではないという理屈です。

そういう考え方に対して、孔子は「君子は器《うつわ》ではない」といっています。「子曰く。君子は器ならず」（為政第二の十二）。これは、リーダーは器のように一芸一役にとどまるのではなく、状況によって、多様なカタチ、仕事でいえば、多様な役割を果たすというのです。リーダーに、「私の役割ではない」という言葉はありえません。今、できる範囲で、最大限にパワーアップできる方法は何か――

それを考え、実践していくのがリーダーなのです。

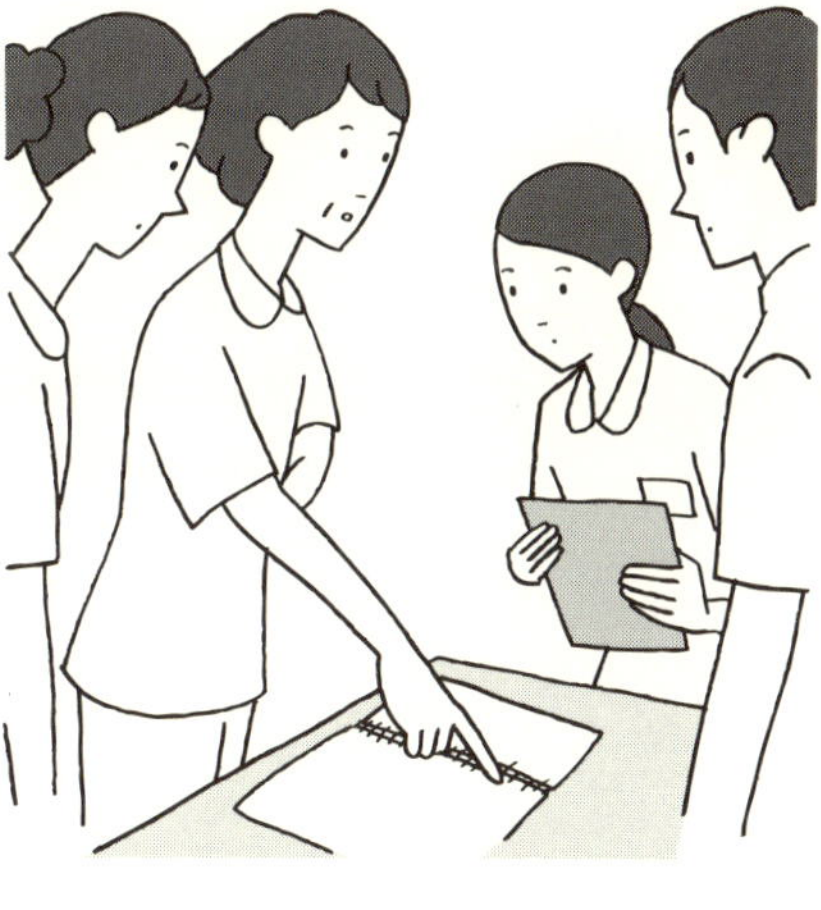

4 部下を指導する時の心構え（人は万能ではない）

「仕事は忙しい人に頼め」。一昔前、あるいは今でも、こんなことをいう人がいます。忙しいのは、みんなが仕事を頼むから。つまり、忙しさは優秀さのバロメーターというわけです。

忙しい上に、どんどん仕事を頼まれるわけですから、その人はますます忙しくなります。もっとも、最初のうちは、より多くの仕事を捌くために、多様な工夫をしながら効率をあげ、何とかこなしていきます。すると、また仕事を頼まれる。このように、一人に仕事がどんどん集中していくことは、どの職場でもよくあることです。

『論語』の中に、周の政治家・周公が、魯の君主にいったこんな言葉が紹介されています。

周公《しゅうこう》、魯公《ろこう》に謂《い》いて曰《いわ》く、君子《くんし》は其《そ》の親《しん》を施《す》てず、大臣《たいじん》をして以《もち》いざるに怨《うら》みしめず、故旧《こきゅう》、大故《たいこ》なければ則《すなわ》ち棄《す》てず。備《そな》わるを一人《いちにん》に求《もと》むること無《な》かれ。

周公謂魯公曰。君子不施其親。不使大臣怨乎不以。故舊無大故。則不棄也。無求備於一人。

（微子第十八の十）

「君子《くんし》は其《そ》の親《しん》を施《す》てず、大臣《たいじん》をして以《もち》いざるに怨《うら》みしめず、故旧《こきゅう》、大故《たいこ》なければ則《すなわ》ち棄《す》てず」は、「親族を大切にして、出世できなかった側近たちに恨まれないようにして、古い友人は見捨てないこと」という意味です。現代に置き換えれば、嘱託やパートタイムの看護師、職歴だけが長い看護師、実力が今ひとつの看護師でも邪険な態度で接したり、簡単にリストラしてはいけないといった意味になるでしょう。すべての人が、そこそこ満足して働ける環境をつくるのがリーダーの役目というわけです。

その後に続く「備《そな》わるを一人《いちにん》に求《もと》むること無《な》かれ」は、一人にすべてを求めてはいけないという意味です。自分一人で何でもできると思ってはいけないとも解釈できます。

冒頭に挙げた忙しい人に、みんなが仕事を頼むのは、一人にすべてを求める典型でしょう。また、人には得手不得手があるのに、得意な分野（美点）を伸ばすのではなく、苦手な分野（悪い点）を克服するための仕事ばかりをさせるリーダーもいます。「君子《くんし》は人《ひと》の美《び》を成《な》して、人の悪《あく》を成《な》さず。小人《しょうじん》は是《こ》れに反《はん》す」（顔淵第十二の十六）。孔子は、そうしたリーダーを小人と呼んでいます。

ところで、一人の人に多くを求めるリーダーは、多くの場合、リーダー本人が万能型。自分は一人で何でもできると思っているからでしょう。

しかし、いくらリーダーでも、一人で、すべての仕事に目が届くはずはありません。時々、リーダーがどこにいったのか、職員が探し回っている職場というのがあります。それは、大抵、万能型リーダーがトップです。リーダーの許可が必要な仕事はたくさんあるのに、リーダーが忙しく動き回るため、他の人から見れば、しょっちゅう行方不明になってしまうわけです。結果として、他の人の効率まで悪くなります。

「善《ぜん》を挙《あ》げて不能《ふのう》を教《おし》うれば則《すなわ》ち勧《すす》む」（為政第二の二十）。孔子は、人材教育を一人で行おうとせず、適任者に任せろといっています。適材適所を考えろということです。

「できる人がいるから、その人に任せよう」「自分で全部やろう」ではなく、メンバーの得手不得手を勘案しながら、もっとも効率のよい分業の方法を考える。それは、すべての職場にいえることですが、特に労働過重になりがちな看護師は意識すべきでしょう。「備わるを一人に求むること無かれ」この言葉が職場全体に徹底されていれば、過労死など起こらないはずです。

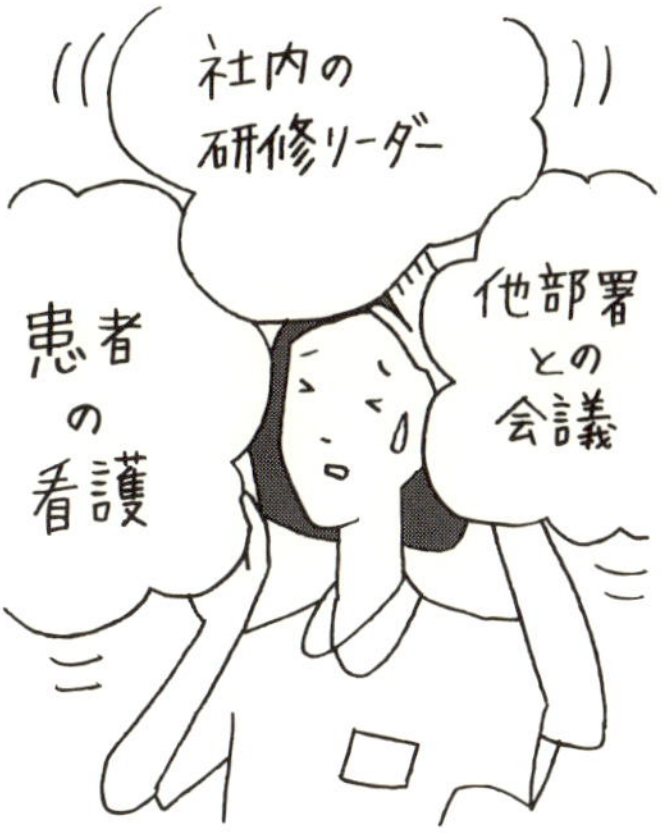

コラム

孔子の衛生観念

医療費が高額で、実質的に医療サービスを受けられない国では、サプリメント文化が発展しています。栄養補給によって、病気にならない体をつくろうというわけです。

孔子の時代には、現在のような科学的な医療がなかったので、貧富の差にかかわらず、食によって病気を防ぐしか手がありませんでした。しかし、冷蔵庫も消毒薬もない時代。食べること自体がリスクをはらんでいました。

孔子は、すえて味が変わったり、おかしな匂いがしたり、色が変わったりしたものは、一切、食べなかったようです。わざわざ、そんなことが『論語』に書かれるということは、多くの人は、平気で、そうした食材を食べていたということなのでしょう。お酒はほどほどに、肉などのおかずはお米とのバランスをみながら食べるといった具合に量や栄養バランスにも気を遣っていました。

ところで、病気と食の関係を理解しているはずの現在の患者さん相手でも、食の管理は大変です。まして、傷んだ食材でも気にせず食べる人たちに栄養バランスの重要性や衛生観念などを教えるのは至難の業。そこで、孔子は、理論的な話をするのではなく、弟子たちが単純に真似しやすいように自分が好きなもの、食べないものを公表したのかもしれません。一度病気になれば、命にかかわることもある時代、本人の努力が成就するのを待っている暇はありませんからね。

第6章

辞めたくなった時

1

思い描いていた職場や仕事と違った

「見学会の時には、和気あいあいとした雰囲気だったのに、入ってみたら全然違った。みんなバラバラ」「忙しすぎ。患者さんと話すこともほとんどない。すべてが単なる作業にみえてきた」「怒られてばっかり。何か楽しくない」……。

看護師に限らず、思い描いていた雰囲気と違った、期待していた仕事と違ったというのは、よくある話です。「こんなところで働いているのは時間の無駄。もっと自分にあった、やりがいのある職場に転職すべきかも……」。多くの人が、こんなふうに思うのではないでしょうか。

なかでも看護師は、売り手市場。いやなことがあれば、すぐに辞めて次の職場へと動きやすい職業ともいえます。

子曰く、苗《なえ》にして秀《ひい》でざる者《もの》あり。秀でて実《みの》らざる者あり。

子曰、苗而不秀者有矣夫、秀而不實者有矣夫。
（子罕第九の二十二）

「壁に当たった時」「嫌なことがあった時」、これは自分に向いていないかもしれないと考えるのは二五〇〇年前も同じ。孔子も弟子たちの「あきらめの早さ」、いいかえれば飽きっぽさには悩んでいたようです。だから、「苗にして秀でざる者あり。秀でて実らざる者あり」という言葉を残しているのです。これは、苗のままで穂を出さない人もいれば、せっかく穂が出てきたのに実をつけない人もいる、つまり、穂を出すかどうか、実をつけるかどうかは本人の努力次第だという意味です。

新しいことを覚えている最中は、無我夢中で、多少の失敗も、多少の雑音も、たいして気にならないでしょう。何も知らないのですから、ある意味、あらゆることが壁です。覚えることが多すぎて、不満を感じたり、周辺を気にする余裕がないからです。

こう考えれば、いろいろなことが気になるということは、気にする余裕ができたということだと分かるでしょう。だから、「あと少しで穂が出る」「あと少しで実がつく」という段階で、壁の存在や不満を強く感じるようになり、辞めたくなるのです。実に惜しいことだと思いませんか。

そこで、「仕事に向いていないかも」「この職場は向いていないかも」と思った時は、まずは、落ち着いて、どうして、その病院、その診療科を選んだのかをじっくり考えてみましょう。看護師になろうと思ってから国家試験に受かるまで、その道のりは長かったはずです。そうして、やっと実現した看護師人生。その第一歩ですから、真剣に就職先を探したのではないでしょうか。

それを一度思い出してほしいのです。

「どうして看護師を目指したのか」「看護師になって何をしたかったのか」……。改めて自己分析をして、その上で、自分の目標と、その病院がマッチしていないと分かったら、はじめて転職を考える。そのくらいがちょうどよいでしょう。自己分析をしているうちに、壁を乗り越えていたということは、よくある話です。また、やりたいことや目標によっては、転職をしなくても、異動だけで解決することもあります。

ちなみに、一般に社会人経験三年未満の求人はほとんどありません。仕事らしい仕事ができる実力、つまり転職先での仕事を覚えるための土台ができていないことに加えて、「いやなことがあると、すぐに辞めてしまう人」とみなされるからです。同様に看護師も、安易に転職すれば実力がつきません。

しかし、労働基準法等違反のいわゆるブラック病院であった場合は、無理ながんばりは禁物。転職もやむをえません。ただし、本当にブラックといえるのか、転職する前に家族や先輩など良識ある人たちの意見を聞いてからのほうがよいでしょう。

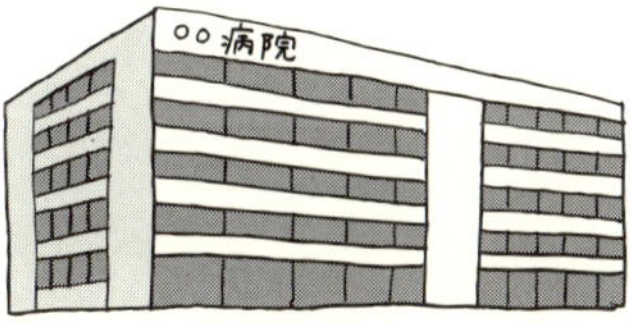

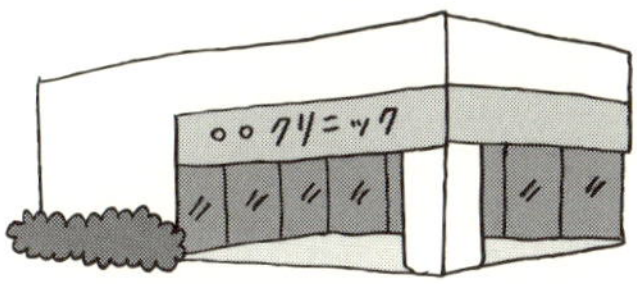

2 限界を感じた（あと一歩がんばるべきかも）

「患者さんの気持ちを読み取れなかった……。この仕事は向いていないのかもしれない」「救急センターって、こんなに人が亡くなるとは思わなかった。無力感ばかりが募っていく」「助からないと分かっているのに、がんばって治そうと言い続けた。だましたみたいで後味が悪い。もう、こんな気持ちは味わいたくない」……。

看護師は病気やケガをした人を相手にする仕事。死に直面することも多いでしょう。それは重々承知で、この職業を選んだのですが、頭で考えるのと、実際にするのとではまるで違います。自分の無力さを感じた時に、辞めようと考える人は少なくありません。ある救急医療の現場では、大半の人が三年内に辞めたり異動したりするといいます。

限界につきあたったと思うのは、一生懸命やったからです。

冉求曰《ぜんきゅういわ》く、子《し》の道《みち》を説《よろこ》ばざるにあらず、力足《ちからた》らざればなり。子曰く、力足らざる者は中道《ちゅうどう》にして廢《はい》す。今女《いまなんじ》は畫《かぎ》れり。

冉求曰、非不説子之道。力不足也。子曰、力不足者、中道而廢。今女畫。

（雍也第六の十二）

孔子の弟子の冉求も、孔子に悩みを打ち明けています。「冉求曰《ぜんきゅういわ》く、子《し》の道《みち》を説《よろこ》ばざるにあらず、力足《ちからた》らざればなり」。これは、「先生に習うのは大変うれしいのですが、ちっとも進歩しません。能力が足りないようです」、といった意味です。ようするに、私は頭が悪くて進歩できないと愚痴ったわけです。

　すると孔子は、「子曰く、力足《ちからた》らざる者《もの》は中道《ちゅうどう》にして廢《はい》す。今女《いまなんじ》は畫《かぎ》れり」、つまり、「お前は能力があるのに、力が足りないと勝手に決めつけ、途中であきらめようとしているのだ」といいました。

　孔子は、成功するかしないかの分かれ目は、続けるのか、あきらめて投げ出すかだけの差だと教えているわけです。


　医療の現場は、様々な限界であふれています。多くの医療関係者が自分の無力さを感じ、悩みを抱え、葛藤しながら仕事をしています。そうしたなかで、自分ができそうなこと、あるいは自分が目指すべきことは何か……使命感をみつけることで立ち直っていく人は少なくありません。

　ある看護師は、命が生まれる現場で働きたいと産科を選んだのに、いきなり親子ともに亡くなるという事態に直面。悩んだあげくに大学に戻り、看護師のための教育者としての道を歩み始めました。また、別の看護師は、生活制限が厳しい慢性病にかかって生きる気力を失くした患者さんをケアする大切さを発見し、栄養学や心理学を学びなおし、また認定看護師の資格もとりました。

基本的に医療は、現場で直面した問題を解決しようという強い思いから始まります。限界を感じたという人は、すでにテーマを発見した人といえるでしょう。

壁を前に諦めるという選択もある一方で、自分ができることを追求するという方法もあります。まずは一度立ち止まってみませんか。

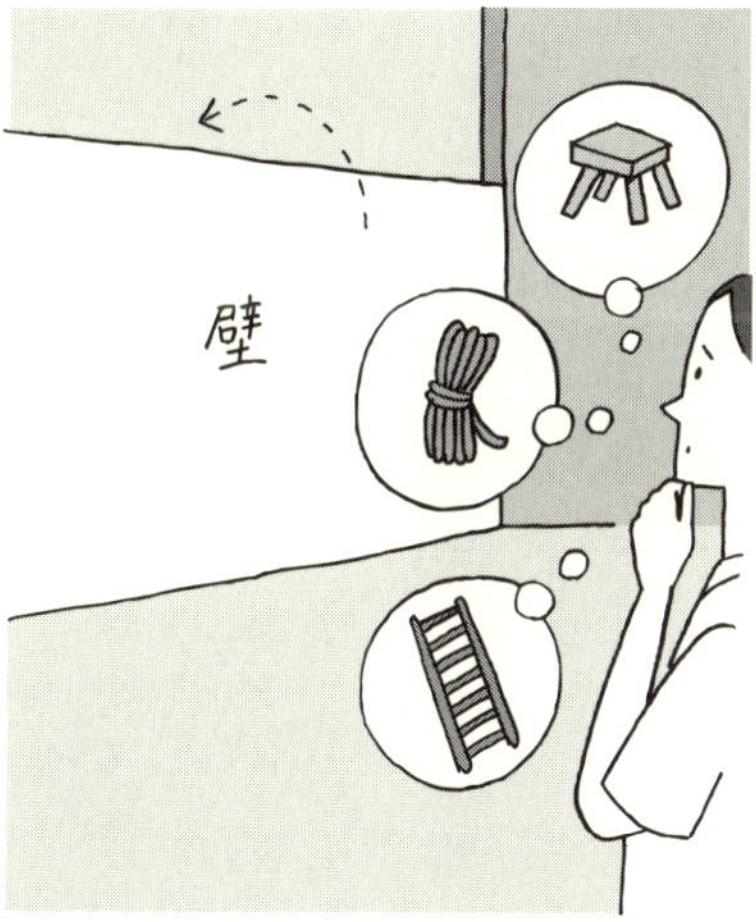

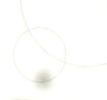

3 心の持ち方で悩みが消えることも

新人時代の「こんなはずではなかった」といったギャップが原因のやめたい病、限界にぶつかった時のやめたい病、様々なやめたい病がありますが、もっとも深刻なのは、漠然とした、特段、具体的な理由がない辞めたい病にかかった時です。

典型は、看護学校の同期などと集まったり、かつての同僚に久しぶりにあった時。社会に出て五年もすれば、多くの人の環境が変わっています。

「クリニックに転職した。小規模だけど、全部、任せてもらえてやりがいバッチリ」「子育てで休職中。ママ友とかできて、ちょっと新鮮」「今は大学病院。認定看護師の資格をとろうと実績つんでいるところ」……。

たとえば、新卒で就職した病院にずっと働いていたり、ずっと同じ診療科にいたりすれば、こうした友人達の新しい生活や仕事の話を聞いた時、妙に焦ってくるものです。自分だけが変わっていない……。

看護師に限らず、一般企業でも、こうしたきっかけで転職する人は多いものです。また、こうした焦りを感じる時期は、能力的にも一人前になっている時期と重なります。ですから、就職先は引く手あまたでもあります。

しかし、そんな理由で動いてよいのでしょうか。

子曰く、君子《くんし》は坦《たい》らかに蕩蕩《とうとう》なり。小人《しょうじん》は長《とこし》なえに戚戚《せきせき》たり

子曰。君子坦蕩蕩。小人長戚戚。

（述而第七の三十六）

孔子は、「君子は坦《たい》らかに蕩蕩《とうとう》なり」、すなわち、君子は長期的に物事を考えるから、周辺の人の言動や流行や目の前の損得などに、いちいち左右されない。それに対して小人は「長《とこし》えに戚戚《せきせき》たり」。修行ができていないから、目の前の些細なことに一喜一憂。いつもくよくよ悩んでいると指摘しているのです。

孔子がいいたかったことは、君子がすぐれていて、小人が劣っているということではなく、考え方次第で、ものの見え方は変わるということでしょう。

自分は、なぜ看護師を選んだのか。どんな看護師になりたいのか。どんな病院で働きたいのか。スペシャリストになりたいのか、ジェネラリストになりたいのか。ライフデザインをどう描いているのか。

看護師として、経験を積み、仕事内容が見えてきた今だから、一度、自分の夢の棚卸をしてみるのもよいでしょう。

長期的な目標がはっきりしてくれば、人に左右されることはなくなります。

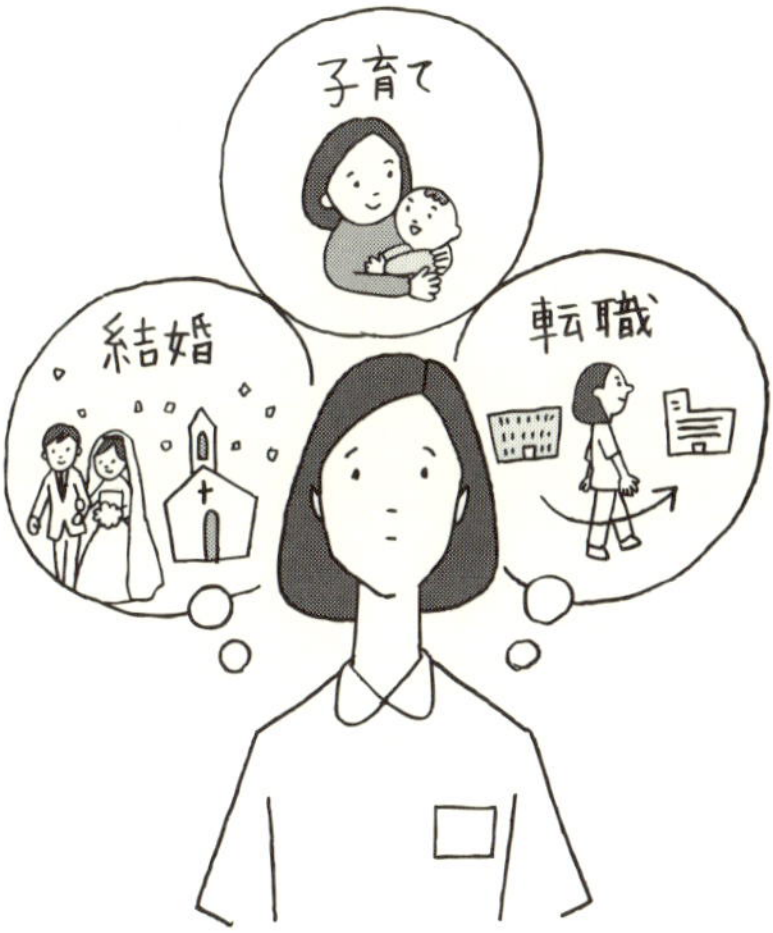
子育て
結婚
転職

4 自分が評価されていない気がする時

「こんなにがんばっているのに、少しも認められない」……。こんなことを考える局面は、誰にでもあるでしょう。とくに同期が花形の診療科への異動が決まった時や昇進した時、あるいは研究発表のスタッフとして指名された時などに感じるのではないでしょうか。

子曰く、位《くらい》なきを患《うれ》えず、立《た》つ所以《ゆえん》を患う。己《おのれ》を知《し》るものなきを患えず、知《し》らるべきを成《な》すを求《もと》めよ

子曰、不患無位、患所以立。不患莫己知、求爲可知也。（里仁第四の十四）

孔子は、自分が出世できないことで落ち込むのではなく、どうして、評価されないのかを考え、努力することが必要だといっています。

もっとも、評価されない理由を理解できる人は少数派かもしれません。不当に低い評価だと感じていれば、不当に差別されている理由を探してしまいます。「もしかしたら師長さんに嫌われている？」「この前の失敗が減点になったのかな？」「この仕事の担当だから、何をやっても目立たないのかもしれない」……。考え始めると、想像はあらぬ方向へ向かっていきます。

孔子は、一方で、こんなことをいっています。

「子曰く、人の己《おの》れを知《し》らざることを患《うれ》えず、人を知らざることを患う」（学而

第一の十六）

これは、人が自分を評価してくれないと落ち込むのではなく、自分が人を正しく評価できないことに気づくべきだという意味です。

人間には、自分を過大評価して、他人を過小評価する傾向があります。だから、同僚に追い抜かれたりすると、自分だけが不当な評価を受けているように感じるわけです。仮に、相手の実力を理解できれば、こんな悩みはほとんどなくなるでしょう。

だからこそ、孔子は、他人の実力を正しく評価できるようになれといっているのです。もし、自分の実力とライバルの実力を客観的に判断できるようになれば、ライバルに追いつくためには、どのくらい努力をしなければならないのかが分かります。また、後輩たちが猛烈な勢いで追ってくることにも気づけるでしょう。

もう一度、じっくりライバルを見てみましょう。「どこからどうみても、自分のほうが勝っている」……。転職を考えるのは、それを確信できた後からでもよいでしょう。

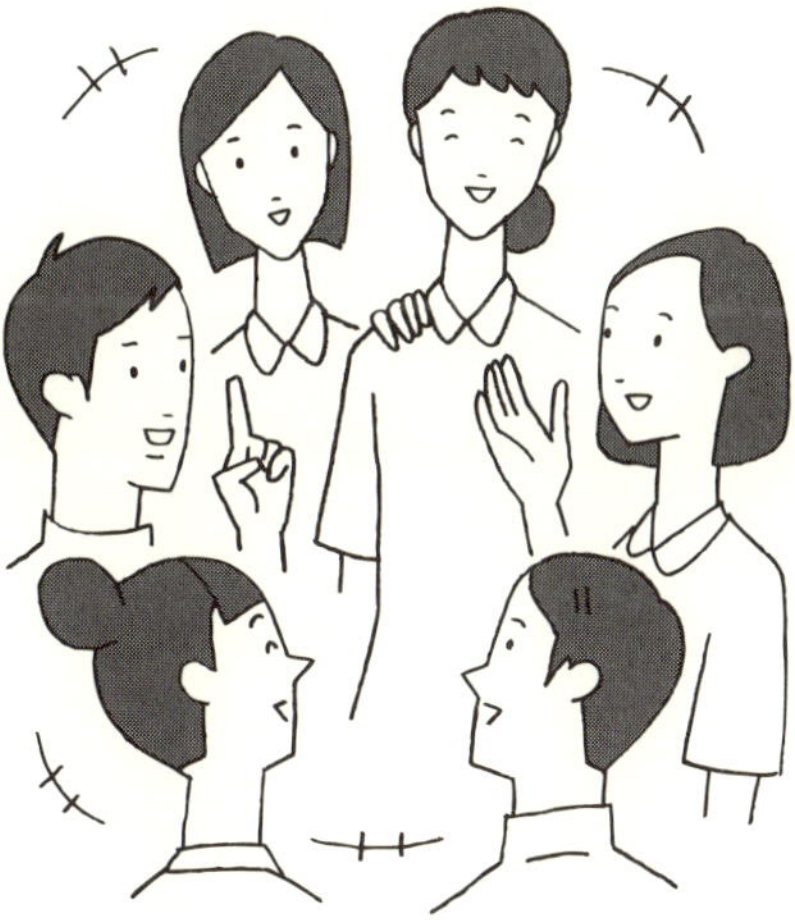

コラム

感染を恐れず弟子の手を握る

孔子は、当時としては大長寿。70年以上も生きました。そのため、多くの弟子の病気や死にも直面しました。一番、かわいがっていた控え目な秀才、顔回《がんかい》が亡くなった時には、孔子らしくもなく、理性を忘れて大泣きしたといいます。

様々な国を一緒に放浪した高弟の伯牛《はくぎゅう》が病に倒れたことも、孔子の辛い思い出のひとつでしょう。ハンセン病だったという説もあります。孔子が見舞いにやってきても、伯牛は、会いたがらなかったといいます。ハンセン病説をとれば、病にかかった姿を見られたくなかったのでしょう。

そこで孔子は外に出て、窓際から伯牛に「病気は祟りではなく、天が伯牛の力量を見込んで与えた試練。恥じることは全然ない」と、手をしっかり握りしめました。

当時は、ハンセン病は、病状の凄まじさから非常に恐れられていました。ハンセン病の感染力は極めて弱いというのは今では常識ですが、当時の人たちに、そんな常識は通じません。そんな病気になったのですから、伯牛がひどい差別を受けたであろうことも想像に難くありません。孔子の手をどれほどあたたかく感じたことでしょう。

孔子は病気に対する正しい知識を持っていたからこそ、病人にやさしく親身に接することができたのでしょうが、これは看護師にも共通するものであるような気がします。

監修者のことば

監修というのは、自分で原稿を書くよりも神経を使うものです。できるだけ生の原稿を尊重したいとは思いますが、単に誤字や引用文の確認作業をしていればすむというわけにはいかず、自分の考えや解釈と異なる点を修正したくなるからです。時には赤字だらけになり、こんなことなら監修など引き受けずに自分で書けば早かったと苦笑することすらあるほどです。幸い今回は台割の段階から監修することができ、大きな異同もなく監修を終えることができました。

私は二〇〇六年に『高校生が感動した「論語」』を書いて以来、これまでに30冊近い論語関連の本を書いたり監修したりしてきましたが、いずれも学生やビジネスマンといった不特定多数を対象にした出版で、今回のように「看護師」という特定の職種を対象にした出版は初めての経験でした。しかし、これは斬新な試みだと思い、即座に監修を引き受けました。

孔子は弟子の子路が「死とはなんでしょうか？」と質問した時に、「生きるということもまだ究めていないのだから、死については分からないよ」と答えていますが、『論語』には実に多くの人の死が語られているのです。『論語』は生老病死の博物館といってもよいほどで、本書のコラムにも取り上げられているように、看護師が読むにふさわしい記事が随所に盛り込まれているのです。

私事になりますが、私はちょうど十年前に癌の手術を受けて二週間あまり大学病院に入院したことがあります。その時に懐いた感想は、病気を治しているのは、結局は患者自身だというものでしたが、では誰が患者の潜在的な免疫力や治癒力を高めるのに一番貢献しているのかといえば、ダントツで看護師に軍配が上がるだろうと思いました。むろん医師の力は無視できませんが、この感想はおそらく長期入院者にとっては共通のものでしょう。なかにはツッケンドンな看護師さんもいましたが、後から振り返ると、皮肉でなく、あの看護師さんのお蔭で予定よりも早く退院できたのだと感謝したくなるほどでした。

これも私事になりますが、私の実兄は医師で病院を経営していますので、日本の医療が置かれている現状や、看護師の過重労働や対価の低さといった種々の問題点があることも多少は心得ているつもりです。それらの改善運動と歩調を合わせる形で、本書が看護師さん達の応援歌になれば、望外の喜びです。実際に看護師という職業ほど人を鼓舞でき、人から感謝される素晴らしい職業はないでしょう。

本書は『論語』の中から看護師さんに役立つ言葉を選りすぐってありますが、時間があれば孔子の他の言葉にも目を通してみてください。二五〇〇年読み継がれてきた書には、二五〇〇年分の知恵がつまっていますから。

なお、本書の論語の章句の区分は、金谷治訳注『論語』（岩波文庫　青202−1）に従っています。書き下し文は、現代仮名づかいで表記してあります。

二〇一八年三日十日

監修者　佐久　協　識

●監修

佐久 協（さく・やすし）

1944 年、東京生まれ。慶應義塾大学文学部卒業後、同大学院で中国文学・国文科を専攻。大学院修了後、慶應義塾高校で教職に就き、国語・漢文・中国語などを教える。在職中は生徒の人気ナンバーワン教師にも選ばれた。退職後、『高校生が感動した「論語」』（祥伝社）がベストセラーとなる。またNHK でも『論語』の講座を担当。他に『ビジネスマンが泣いた「唐詩」』、『「孟子」は人を強くする』、『文系も知って得する理系の法則』（共に祥伝社）、『世界一やさしい「論語」の授業』、『論語の教え』（共にKK ベストセラーズ）、『21世紀の論語』（晶文社）、『あなたの悩みを晴らす論語』（池田書店）など著書は多数。現在、米国・シアトル在住。

執筆・編集協力　竹内三保子（株式会社カデナクリエイト）
イラスト　小山 琴美
装　　丁　櫻井ミチ
本文デザイン・DTP　株式会社サンビジネス

看護師のしごととくらしを豊かにする⑤

看護師のための論語

成長し続ける力が身につく孔子の教え

2018年3月20日　第1版第1刷発行

監　修　佐久 協
発行者　林　諄
発行所　株式会社日本医療企画
〒101-0033　東京都千代田区神田岩本町4-14
神田平成ビル
TEL03-3256-2861（代）
FAX03-3256-2865
http://www.jmp.co.jp
印刷所　大日本印刷株式会社

ISBN978-4-86439-628-8 C3030